“医生有话说”系列

『镜』情呼吸

呼吸内镜那些事儿

主编 唐飞 李刚 吕莉萍

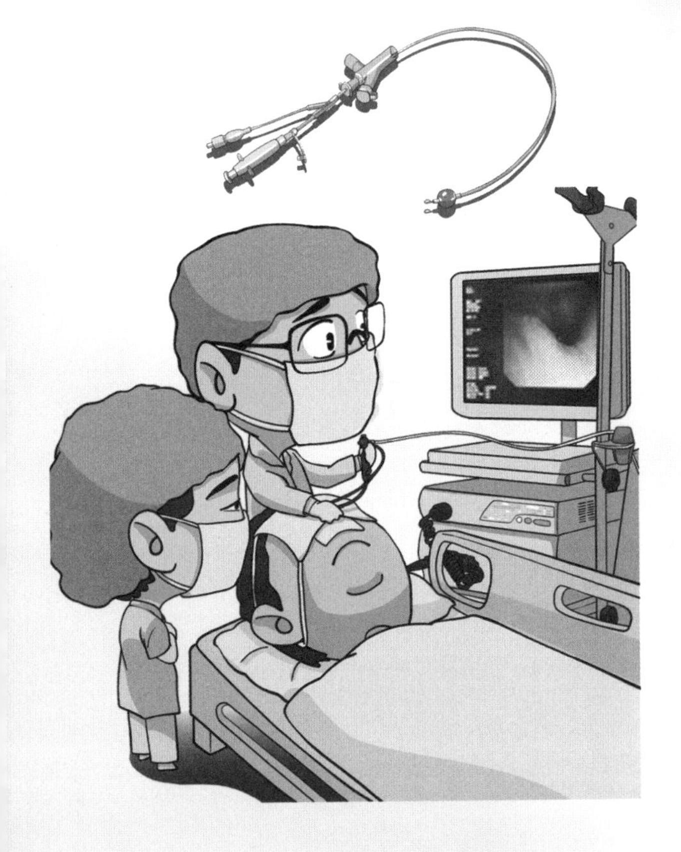

APGTIME 时代出版
时代出版传媒股份有限公司
安徽科学技术出版社

图书在版编目(CIP)数据

“镜”情呼吸：呼吸内镜那些事儿 / 唐飞，李刚，吕莉萍主编. --合肥：安徽科学技术出版社，2025. 1.（“医生有话说”系列）. -- ISBN 978-7-5337-9113-1

Ⅰ. R560. 4

中国国家版本馆 CIP 数据核字第 2024E2D033 号

“镜”情呼吸——呼吸内镜那些事儿

JINGQINGHUXI HUXI NEIJING NAXIE SHIER

主编 唐 飞 李 刚 吕莉萍

出 版 人：王筱文 选题策划：陈 军 黄 轩 责任编辑：黄 轩
责任校对：钱湘林 新媒体编辑：刘 霂 责任印制：廖小青
装帧设计：朱 婧
出版发行：安徽科学技术出版社 http://www.ahstp.net
（合肥市政务文化新区翡翠路 1118 号出版传媒广场，邮编：230071）
电话：(0551)63533330
印 制：合肥华云印务有限责任公司 电话：(0551)63418899
（如发现印装质量问题，影响阅读，请与印刷厂商联系调换）

开本：720×1010 1/16 印张：13 字数：270 千
版次：2025 年 1 月第 1 版 2025 年 1 月第 1 次印刷

ISBN 978-7-5337-9113-1 定价：58.00 元

本书编委会

主　编：唐　飞　李　刚　吕莉萍

副主编：查显奎　徐　凌　张　鹏　吕笑梅

编　委［按姓氏拼音排序］：

程　超　程　宇　胡淑慧　李　刚

吕莉萍　吕笑梅　唐　飞　王丽娜

王月明　吴迎风　徐　凌　叶　伟

查显奎　张　鹏

丛书编委会

序一

随着医学科技的持续进步，健康已成为人们最为关注的话题之一。医学科普书籍作为普及医学知识、提高公众健康意识的重要载体，承载着传递科学的健康信息的使命。内镜技术作为一项微创介入的治疗手段在疾病的诊疗过程中发挥了重要作用，也愈发引起大家的关注和认可。然而相对于胃肠镜来讲，呼吸内镜的大众认知度还不够高也不够全面。

本书《“镜”情呼吸——呼吸内镜那些事儿》致力于向广大读者普及呼吸内镜技术的相关知识与临床应用，旨在为医学爱好者及关注呼吸系统疾病的患者提供一个全面了解呼吸内镜技术的平台。整本书籍通过医患故事与问答互动的形式，详细阐述了软硬质支气管镜、内科胸腔镜等技术的临床应用，并探讨了它们在呼吸系统疾病治疗中的重要性，深入浅出地介绍了这些技术如何在临床实际中应用以及围手术期的注意事项等，为读者提供了一个全面、立体的学习平台，让其了解这项技术如何在细微之处发现疾病、在关键时刻挽救生命。

让我印象深刻的地方首先是故事引人入胜：每一个与健康相关的生动故事，饱含了作者的亲身经历，体现了医学科学与人文的结合。其次突出科普价值：科普目标明确，对很多话题做出专业的解答，从患者本身的角度激发其好奇心和思考，并引导读者在阅读过程中寻找答案，增强阅读的互动性和参与感。

特别值得一提的是，本书的作者来自安徽省胸科医院呼吸内镜团队，主要成员为女医生，她们对医学与内镜满怀热爱，也颇具文学素养，文笔流畅，行文优雅，所写内容可读性很强。

衷心期望通过这本书可以为每位读者打开一扇新的大门，让读者对呼吸内镜医学有一个全新的认识，可以在阅读本书的过程中发现呼吸内镜技术不仅仅是一门技术，更是医学科学与操作艺术的结合！

2024年9月

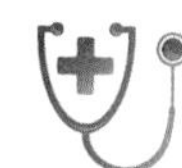

序二

在医学的广袤领域中，每一项技术的进步都如同璀璨星辰，照亮着人类健康的前行之路。呼吸内镜技术，便是这浩瀚星空中一颗格外耀眼的明星。当我们翻开这本《“镜”情呼吸——呼吸内镜那些事儿》，仿佛开启了一扇通往呼吸医学奥秘世界的大门。

本书分为上下两篇，上篇通过十五个独立成篇的故事，用精彩的案例、平实的语言，讲述镜下乾坤，展现人生百态；疾病无情，但呼吸内镜为我们带来了希望，它让我们看到了医学的进步和力量，也让我们更加正视健康的弥足珍贵。下篇则围绕广大患者最感疑虑、困惑的问题，通过十三章共245问，以一问一答的形式，用通俗易懂的语言深入浅出地从呼吸内镜的发展历程，到其在各种呼吸系统疾病诊断与治疗中的具体应用，从检查前的准备，到检查后的注意事项，一一呈现。通过阅读本书，患者能够更好地理解医生的建议，积极配合检查，从而为准确诊断和有效治疗奠定基础。

对于广大医学爱好者和从业者而言，这本书也是一份珍贵的宝藏。它系统地梳理了呼吸内镜的相关知识，为进一步学习和研究提供了坚实的基础。同时，书中对呼吸内镜技术未来发展的展望，也激发着人们的思考与探索，激励着更多的医学人才投身于这一领域的创新与进步。

本书的作者们以其深厚的专业素养和高度的责任感，用心撰写每一个章节，力求将最准确、最实用的信息传递给读者。他们的努力与付出，使得这本书成为了兼具科学性、知识性和可读性的优秀科普著作。

在镜下的世界里，每一个细节都可能揭示着疾病的线索。医生们凭借着精湛的技术和丰富的经验，为患者的健康保驾护航。相信在这本书的陪伴下，更多人将了解呼吸内镜技术，消除对它的误解和恐惧，积极配合医生进行诊断和治疗。

让我们共同期待呼吸内镜技术为人类健康带来更多的福祉，也祝愿这本书能够在科普的道路上绽放更加绚烂的光彩。

张澂

2024年9月

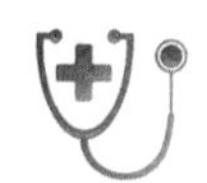

前言

嘿，亲爱的朋友们！你们知道吗？在这个快节奏又有点小迷糊的世界里，咱们的身体可是得时刻打起十二分精神，特别是那个默默工作的肺！今天，安徽省胸科医院内镜中心和介入肺脏病科的小伙伴们，要带着一本超级有趣且有用的科普书来和大家见面啦——《“镜”情呼吸——呼吸内镜那些事儿》！

读这本书，就像是感受一场医学与生活的奇妙邂逅。在上篇里，我们精心挑选了15个生动的故事，每个故事都围绕着呼吸内镜展开。它就像是医生手里的魔法棒，轻轻一挥，就能把那些藏在肺里的捣蛋鬼们揪出来，让它们无处遁形！这些故事不仅让你看得过瘾，还能让你感受到医学的神奇和力量，更会让你意识到，要好好守护健康！

而下篇就像是一位贴心小助手。相较于大家对胃镜的认知度和接受度，你是不是也对呼吸内镜有一点好奇，又有一点害怕？别担心，我们特地准备了很多的“一问医答”，就像是开启知识宝库的钥匙，每一个问答都是你们最想知道的关于呼吸内镜的秘密。

在写这本书的时候，我们有时舒心，有时惆怅，因为每一个故事或问题都像是医患之间的温馨对话。我们希望通过这本书，让大家感受到医学不仅包括仪器和药物，更有温暖和关怀的传递。借此也特别感谢每一位撰写者、讲述者以及所有在本书出版全程中付出过辛劳的同仁和朋友！

亲爱的读者们，快来翻书阅读吧！让我们一起跟随呼吸内镜的视角，在呼吸内镜的世界里尽情探索和成长。相信我们，这将会是一次既有趣又充满收获的旅程！

2024年9月

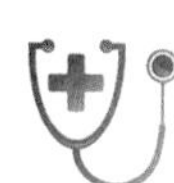

目录

上篇　难忘的医患故事　1

下篇　有趣的一问医答　39

第二章　支气管镜加超声能做什么？ ······ 71

第三章　气道里的不速之客：异物的识别与取出 ······ 80

上　篇　难忘的医患故事

故事一　那年，欠北京的一封感谢信

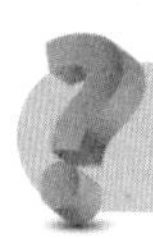

人间四月天，空气中弥漫着初夏绿荫与百花争宠的气息。而城市里的柳絮扮演着另类的角色，行人只能蒙住口鼻或干脆闭门不出。难得我下午宅在家中，坐在书桌前懒洋洋地打开电脑，无意中翻到了几年前的一个病例，想起了自己从医以来最难忘的一次北上，还有那年欠给北京的感谢信。

2014年9月的一天，患者王小强（化名），22岁的帅气小伙，因一次摩托车意外自燃，造成全身大面积皮肤烧伤。所幸当时在当地医院抢救及时，最终没有酿成生命危险，但面部和身躯还是留下了大面积的瘢痕，且手术后长时间的气管插管也致使其气管存在严重瘢痕狭窄，而这种医源性损伤也是良性气道狭窄的常见原因。患者呼吸困难症状严重，随时都有痰液阻塞造成窒息的风险。后来，患者家属通过多方打听来到当地省级胸科医院，医生根据患者特殊的病情，结合自身内镜下的治疗经验，选择了当时最安全、最有效的高压球囊扩张加CO_2冷冻治疗。但患者可能存在瘢痕体质，多次治疗后即时效果明显，存在后期反复挛缩的情况。在反复尝试球囊扩张无效后，医生与患者母亲沟通病情后选择了临时性气管支架置入术。手术十分顺利，患者置入支架后气管终于通畅了，呼吸困难症状也随之改善了！

气管支架是把双刃剑，其在发挥气道支撑作用的同时也会出现许多并发症，如肉芽肿增生、支架移位、分泌物潴留、咯血等。果不其然，一个多月后复查气管镜，患者气管支架网眼间及上下缘均

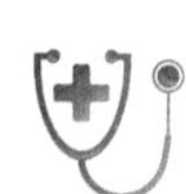

出现了明显的肉芽肿增生，已经导致了气管再次狭窄。因患者比较年轻且为良性病变，需要长期生存获益，医生考虑再三，最终决定将支架从患者气管内取出。可取支架又谈何容易，患者会面临大出血、气管破裂、支架断裂、取出失败等风险，而在当时的医疗条件中，当地医院能放取气管支架的经验都很匮乏。考虑到患者家庭经济困难，支架又不得不取，经再次和患者母亲商议并取得知情同意后，医生还是决定冒险取出支架。一切都准备就绪，可不幸的事情还是发生了。就在给患者取支架时，支架意外发生了断裂、松散，其杂乱无章地阻塞在气管里，患者随即不能呼吸，面色青紫，眼看就要窒息。紧急情况下医生为患者实施了经口腔气管插管，把患者再次从死神手中夺回，但清醒状态下长时间的气管插管使患者痛苦难忍且无法进食，而且气管内尚存在断裂的金属支架，随时都有穿透气管壁而误伤周围脏器、大血管的风险。再三考虑后，医院果断安排我陪送患者及其母亲连夜赶火车北上求助。

当时北京有先进的硬质支气管镜和激光设备，是取金属支架的必备神器，并且那里有更优秀的呼吸介入治疗团队。我临危受命，随身带着简单的注射器及吸痰管，一路上不时地鼓励患者，帮助他吸痰，以防出现痰液阻塞。那晚，我与患者及家属在车厢里一起熬过了

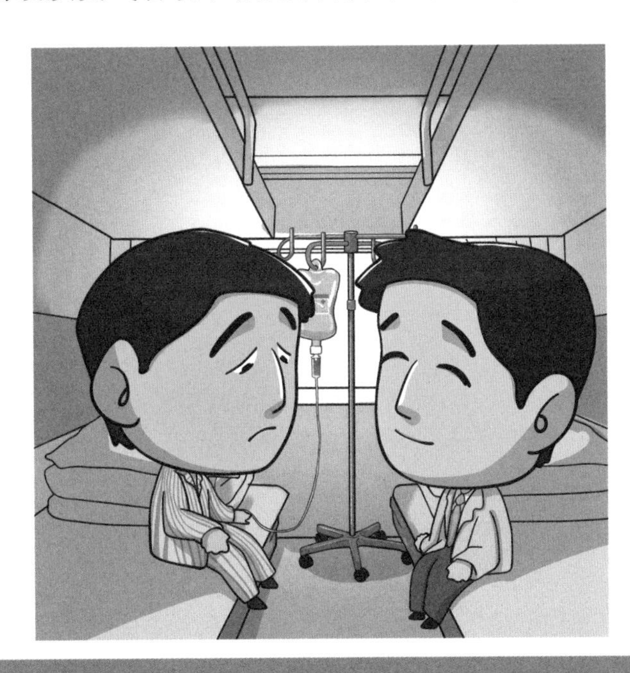

难眠之夜。

第二天清晨，我们总算到了北京，来不及洗漱和吃早餐，就火速赶往北京某医院。我忙着帮患者排队挂号、办理入院手术。医院诊疗团队开放了急诊绿色通道，很快就安排了住院和全麻支气管镜手术。紧接着我也跟台进了手术室，有幸全程观摩了手术过程。院长亲自上阵，麻醉师、护士、辅助人员悉数到场，各种介入设备准备充分。那天手术很成功，但过程也是惊心动魄。金属支架被激光一根根打断，并被抓钳一根根抽了出来。患者全程处于麻醉状态。在诊疗团队艰苦的努力下，患者气管内支架最终被完全清除。考虑患者气道损伤明显，为防止气管出现塌陷、出血等，患者术后还是处于插管状态，而我还要带他及其家属一起返回。

事情一波三折，故事在北京火车站继续上演。手术当天我忘记提前购票，等到傍晚，当我们到达售票大厅时被告知所有车票全部售空，仅剩最后一班列车也即将发车。我一下子懵了，本能地向候车室的工作人员寻求帮助，经过再三沟通，他们了解患者的情况后，紧急协调，破例给我们安排上车，还特意准备了单独的包厢。一条绿色的生命通道让我们终于得以安全返程！

虽然事情过去很久了，可那惊心动魄的场景至今仍历历在目。我一次次地想起医生处理危急症时的果断，想起患者及家属那不放弃的眼神，想起诊疗团队艰辛付出的身影，想起火车站那些可亲可爱的工作人员，更想起我当初学医时的誓言：医者仁心，当精医尚德、求实自强！

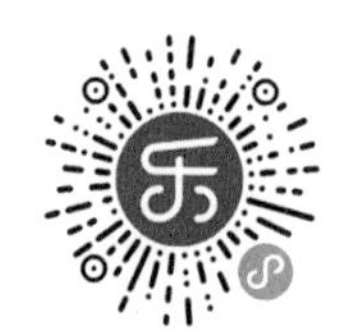
一探究“镜”——带您了解超声支气管镜

故事二　握住希望的靶心

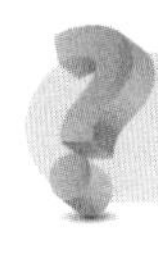

2022年9月7日，我接诊了一位十分不寻常的患者。患者小倪被家属推着来到医院。我向家属仔细询问了病史，没想到仅30岁的小倪，已经被确诊左肺恶性肿瘤一年多了。在这一年多的时间里，他经历了免疫治疗加化疗、免疫治疗加靶向治疗，看起来很瘦弱且呼吸微弱，家属哭肿了双眼，我的内心五味杂陈。经过讨论，我们迅速决定，再次对患者行经支气管镜超声引导下纵隔淋巴结穿刺活检（EBUS-TBNA），以寻找是否有明确的基因位点突变，再明确下一步治疗方案。家属同意我们的治疗决策。

一周后，小倪的基因检测报告提示ALK基因融合。这真是太幸运了！ALK基因突变因为突变概率低但是生存长，一直被称为钻石突变。在接下来的时间里，我详细地向小倪的家属介绍了靶向治疗的原理，即它是如何针对肿瘤细胞特有的基因突变来发挥作用。尽管这种治疗方法并非万能，但根据他的基因检测报告，他有较高的获益可能性。随着小倪治疗方案的确立，我们开始了靶向药物的治疗。我密切关注着他的反应，每次治疗后都会仔细检查他的身体状况和肿瘤的变化。小倪对治疗的反应出乎意料地好，他的体力逐渐恢复，肿瘤的生长也得到了明显的控制。

在一天天的相处中，我也被他对生活的热爱所打动；在一月月的复诊中，我看到了小倪和他的家人脸上越来越多的笑容；在一年年的时光流逝中，我见证着他一点一点的改变。这是靶向治疗带来的奇迹，是基因检测带来的奇迹，是经支气管镜超声引导下纵隔淋巴巴结穿刺活检带来的奇迹！

作为一名医生，我见证了医学和技术的进步给患者带来的希望，也体会到了与患者一起经历风雨、共同战斗的特殊情谊。小倪的故事不仅是他关于生存的斗争，还告诉我们生命无常，在面对突如其来的一切时，我们不是一个人在战斗，总有人与我们风雨同舟，总有人为我们雨中撑伞，相信身边的力量，芬芳自来。

随着与肿瘤漫长斗争之路的推进，我也开始思考未来的道路。我知道还有很多像小倪一样的患者需要我的帮助，我必须在自己的专业领域持续深耕，不断学习和研究，以便为更多患者带来希望和光明。小倪的故事是他生命的一个新的开始，也是我的开始。我们的故事仍然在继续，精彩也将继续。

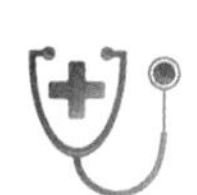

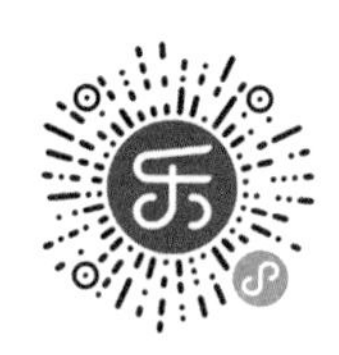

一探究“镜”——带您了解恶性中心气道狭窄

故事三　雪夜求医，内镜下的重生与希望

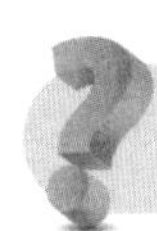

第一次见到刘老爷子，是在两年前的一个冬天，外面飘着鹅毛大雪，已经下午五点多了，我将当天的工作处理好准备交接班。这时，办公室突然走进了一个衣衫破旧但也算干净整洁的老人家，手里还提着一个引流瓶，可能是走得比较急，他气喘吁吁地对我说："医生，我要住院。"

看着老人家一个人过来办住院手续，我随口便问："你家孩子呢？"老人家略带尴尬地说："我自己一个人来的。"听完我赶紧让老爷子坐下，简单询问了一下病史，开了住院证。因为外面还下着雪，我怕老人家来回跑不方便，便请来护工师傅帮忙办理住院手续。

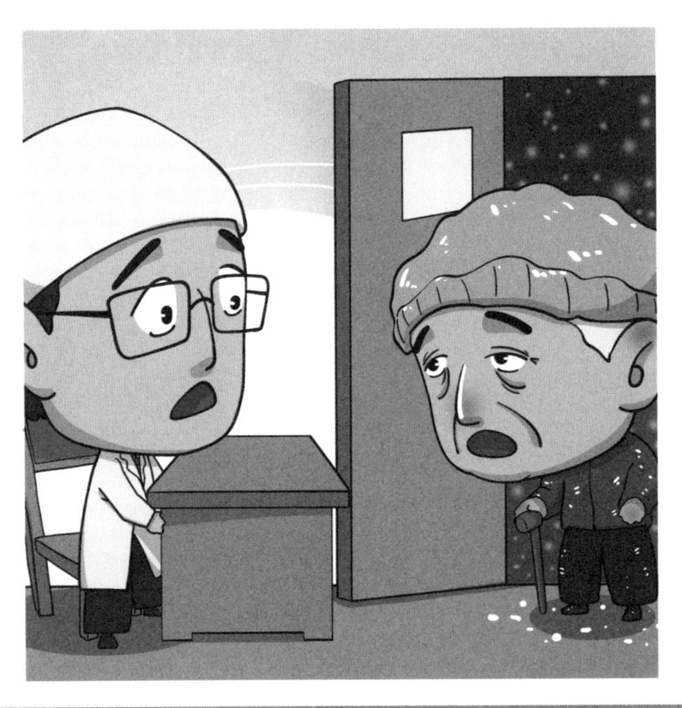

我仔细询问病史，了解到刘老爷子已经70多岁了，老伴身体不好，常年卧病在床，两个儿子在外地打工，很少回来，平时也是老两口相依为命。两个多月前老爷子出现了胸闷、气喘不适，开始没有重视，后来症状逐渐加重，就在当地医院做了胸部CT，发现右肺中叶有一个结节影，当地医院考虑肺癌可能，一个月前给他做了胸腔镜下微创手术切除了右肺中叶，术后病理提示肺腺癌。但是患者术后胸腔闭式引流管持续漏气，保守治疗效果不佳。在当地医院做了气管镜检查，发现了术后支气管残端瘘，医生建议他来省级胸科医院看一看。于是就有了刚才的一幕。

安排老爷子住院后，我立即给他安排了抽血、心电图等相关检查，并预约了气管镜检查，因为全麻气管镜需要家属陪护，因此我电话联系了老爷子的儿子，让他尽快过来。很快到了第一次做气管镜的日子，因为我提前告知患者及家属，临床遇见过不少术后支气管残端瘘的患者，并有封堵器封堵瘘口的成功经验，老爷子很有信心。第一次气管镜检查时，我们在镜下发现了右中叶术后残端的瘘口，大小约5毫米×5毫米，我们给患者做了瘘修补术，用氩等离子凝固术热疗刺激肉芽增殖，并于瘘口处行“三明治封堵”[注入自体血5毫升+血凝酶1单位（用3毫升生理盐水稀释）+自体血5毫升]。封堵术后，老爷子看自己的水封瓶没有气泡溢出了，很高兴，但是没过多久又再次出现气泡，老人家又失望了。

了解到老爷子的心情不好，我赶紧去安慰他，告诉他不要放弃。过了一周便安排了第二次气管镜检查，这次看到右中叶瘘口周围有少许肉芽增殖，瘘口比之前小了一点，我们顿时有了信心，给患者再次行瘘修补术，用微波局部热疗及活检钳钳夹刺激肉芽增殖，并联合“三明治封堵”。这次气管镜术后水封瓶没有再出现气

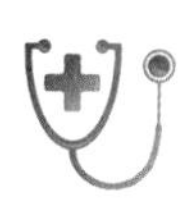

泡溢出了。后面我们又安排了第三次气管镜检查，右中叶术后残端原瘘口处见肉芽肿增生完全封堵住了瘘口，封堵效果很好，老爷子高兴地连连夸赞我们的气管镜技术。

支气管残端瘘是胸外科手术后的并发症之一，处理不好将会严重影响患者的预后和生活质量。随着支气管镜下介入诊疗技术的不断发展，如果发生了支气管残端瘘，可行支气管镜下残端瘘修补及封堵术，常可以取得令人满意的效果，既可以改善患者的症状，也避免了二次手术的发生，从而改善患者的预后和生活质量。

程宇

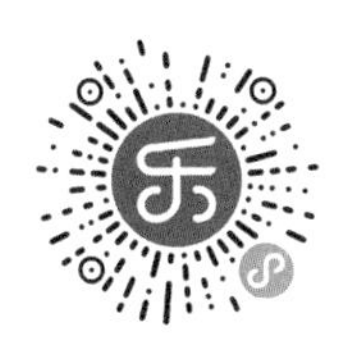

一探究“镜”——带您了解支气管镜与外科手术的关系

故事四　小结核，大隐患

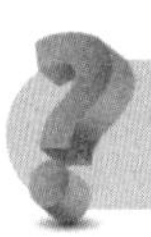

午后的值班室安静又闷热，赵阿姨在这时候过来找我叙话，虽然她这次再次因为闷喘住院复查，但是整个人的状态还是轻松的。看着她现在的样子，我的思绪不禁回到了几年前，我们两次将她从鬼门关拉回来的时候。

2017年，赵阿姨因为肺结核合并气管支气管结核住在结核科，在治疗的过程中突发呼吸困难，进入生死边缘，后紧急检查发现气管塌陷，行气管插管并转入ICU治疗，但是经多种方法治疗后症状没有改善。随后转入我科行气管支架置入术，置入支架后，赵阿姨的呼吸改善十分明显，后续顺利拔除气管插管。结束在我科的治疗后，赵阿姨放心地回去了，但她的治疗之路却充满坎坷。2019年，赵阿姨经规律抗结核治疗后，并无其他不适并且恢复良好，但她坚持要取出置入的支架，也是这一决定将她再次推到鬼门关。这里也提醒患者朋友，在治疗的过程中，一定要谨遵医嘱。果然，在取出支架后，气管支架管再次塌陷，她也再次陷入呼吸困难并闷喘加重、不能自主呼吸的局面，于是医生再次对她进行了气管插管，并跟患者家属沟通后进行了第二次支架置入术。置入支架后，她的情况立刻得到了改善。经过这次事件，赵阿姨坦言，以后再也不敢随便取出支架了，毕竟喘不过气的滋味很难受。在第二次支架置入后，赵阿姨的情况一直很稳定，也定期来我科复查，我们也像朋友一样，偶尔聊聊病情，叙叙话。

气管支气管结核是由结核分枝杆菌感染引起的疾病，如果患者

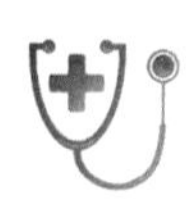

不及时治疗，导致病情持续加重，可能会对气管支气管黏膜造成损伤，从而引起支气道狭窄甚至塌陷，严重危及生命。所以，患气管支气管结核的朋友切勿忽视对结核病的治疗，一定要规范治疗和随访，切勿让结核成为危害呼吸的大隐患。

送走赵阿姨后，我又开始了日复一日的病史记录、病案书写。看似枯燥无趣的工作，却拯救了一个又一个鲜活的生命，让一张张因病痛折磨而苦不堪言的面容再次绽放笑颜，也将一个个家庭从支离破碎的边缘拉回。感谢患者对我们的充分信任和支持，这让我们在未来的道路上越走越远，努力用自己的力量帮助更多需要帮助的人。

胡淑慧

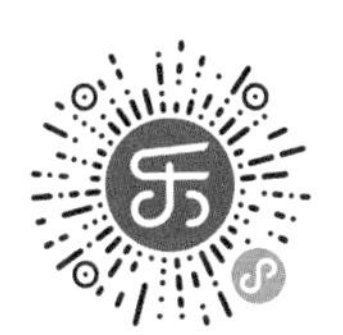

一探究“镜”——带您了解气管支气管结核

故事五　一根潜伏五年的鱼刺

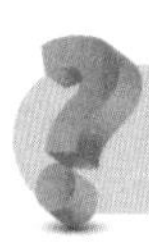

门诊收治了一位反复咳痰、咳喘5年的女性患者。患者说5年前的一天突然出现了咳嗽、咳痰症状，做了不少检查就是没有找到原因，当时也想到了支气管异物的可能，但因为检查结果不支持，所以也没有进一步处理了。

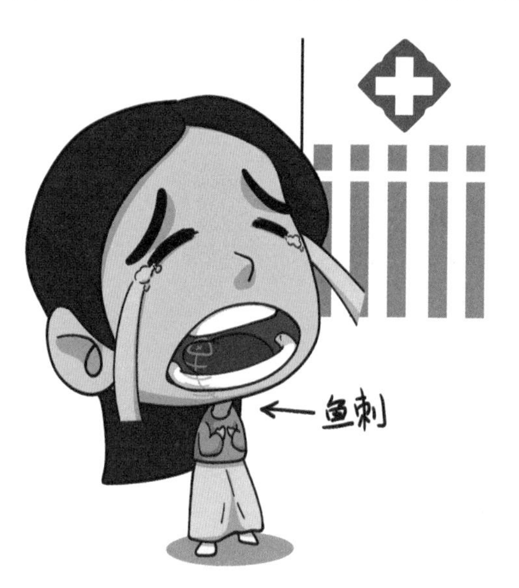

后来她的咳嗽、咳痰症状出现了规律性的发作，尤其是每当天气变化，她受凉以后总会出现症状，严重时还会伴有胸闷、气短，每次都需要在当地医院进行对症治疗，如果不及时治疗，症状会继续加重。

因为频繁发病，患者就诊了多家医院，其中还有医生给她诊断为支气管哮喘，并让她服用激素止咳、平喘，治疗后患者的咳嗽、气喘症状的确改善了不少，但停药后症状又会立即出现，于是患者就一直用药多年，期间连激素类药物的不良反应都出现了，比如满月脸、水牛背等。这些不良反应让患者紧张不已，但无奈药物一停，症状就会出现。就这样，患者陷入了矛盾的境地。

直到最近才出现转机。患者因为受凉感冒后再次咳喘加重，并

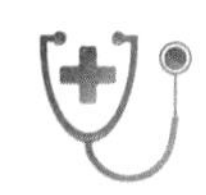

且出现了轻度的呼吸困难症状，家人不放心，带她到医院做了胸部CT检查，竟然发现患者的右下肺出现了节段性不张，考虑恶性病变不能排除。为了明确诊断，于是转到了我们医院做进一步检查和治疗。

为了查明右下肺节段性不张的原因，我们给患者做了气管镜检查，发现她的右下肺支气管被一团肉芽组织阻塞，周围的管壁还出现了纤维增生样改变。这种肉样芽改变一般都是异物刺激气道增生所致，而且通常都经过长时间的刺激。为了明确原因，我们通过气管镜剥离肉芽组织，随着深处气道的显露，一根鱼刺出现在眼前，竟然是这枚鱼刺导致了患者反复的咳嗽、气喘。

经追问病史，患者回想起5年前的一天，当时因吃鱼时说话，出现了明显的呛咳，持续了1个多小时，后来也到医院做了检查，但胸部CT等没有发现问题，于是也就没有考虑支气管异物的情况。至于患者气道里的鱼刺为什么没有被胸部CT发现，这主要是因为异物是一根鱼刺的软骨部分，在影像检查中很难显影，只能到后期随着肉芽组织的增生才能被间接显示，同样的情况还包括辣椒皮。这个案例告诉我们，对于怀疑有支气管异物的情况，即使胸部CT等检查没有发现异常，最好还是做气管镜检查以排除相关可能。

李刚

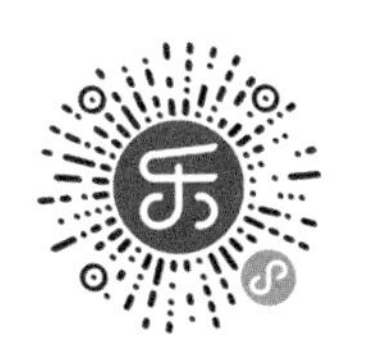

一探究“镜”——带您了解气管支气管异物

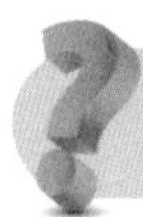

故事六　这是一个悲伤的故事

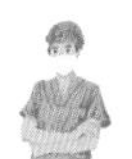

这么多年，我依然记得“晓虎”（化名）这个称呼。

他是我早期当住院总时遇到的一个患者，不满20岁，因气道狭窄来看病。

询问病史的时候，他有点支支吾吾，有点内向，有点执拗。后来他妈妈说是因为和邻村的孩子闹别扭，一气之下就喝了“百草枯”，等到救护车拉到当地医院洗胃的时候已经有点迟了。

晓虎经气管切开紧急抢救，后来从ICU转出普通病房，再慢慢恢复，拔除气切套管后回家继续康复。

从现在的眼光来看，很多气管切开或者气管插管后出现良性气道狭窄的患者早期拔管时都是挺顺利的，可是在接下来的瘢痕愈合过程中往往会出现不同程度的狭窄。当狭窄度超过一般水平的时候，患者往往就会出现比较严重的临床症状，多表现为闷喘，尤其是活动后加重，呼吸时往往伴有“吼吼”的声响，即鼾音或者哮鸣音等。

记得初见晓虎的时候，即使隔着1米的距离，我也能听到他特殊的喘息声。仔细观察他的胸部CT，可以明确地看到他的气管有一小段明显比上下的正常气管要细，我们称之为狭窄段。对这个“狭窄段”我们可以通过影像学了解到相关的一些信息（如长度、程度等）。支气管镜检查更重要，因为我们可以在支气管镜下直观地观察到病变的定位、形态及狭窄段的直径和长度，还可以评价狭窄病变周围的情况。

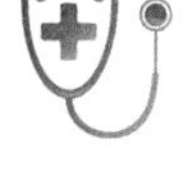

我们先后通过不同的内镜介入手段对晓虎的气道狭窄部位，做了很多次“球囊扩张+电刀切开+冷冻治疗”。开始是一周一次，慢慢到半个月、一个月、三个月一次，后来管腔虽然相比正常还是有点狭窄，但是已经能够维持晓虎正常的生活了。对于良性气道狭窄，没有放支架、没有放T管，能达到这种效果已经令人非常满意。

晓虎最后一次来复查的时候，还没有来得及做支气管镜，他妈妈接到了个电话，说是晓虎的姐姐跳河自杀了。两人在悲痛中收拾好行李，以最快的速度办理出院手续后再也没有回来。

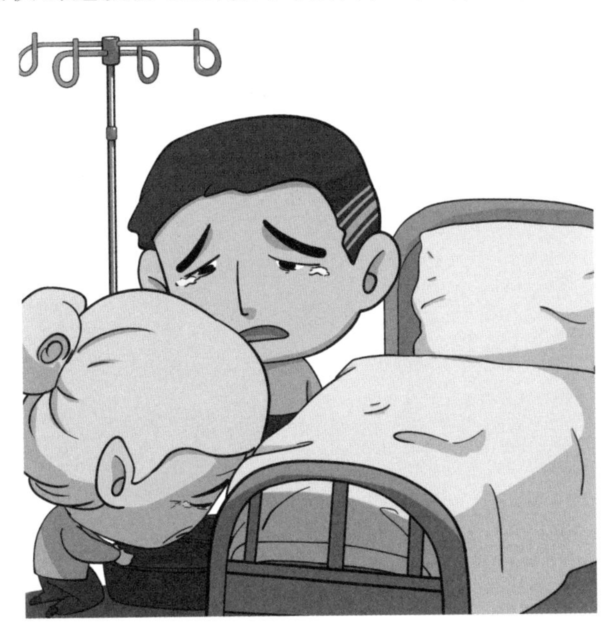

这确实是个悲伤的故事，但令人欣喜的是晓虎通过支气管镜的介入治疗最终达到了气管管腔的稳定。

良性气道狭窄的原因很多，在我国支气管结核占其病因的首位，长期气管插管或气管切开术也是其常见原因。随着科技的发展，支气管镜腔内介入治疗已逐渐取代外科手术治疗，成为处理良性气道狭窄的主要手段，但介入治疗存在治疗后再狭窄的风险，所以患者一定要定期复查。充分解除气道狭窄并保持疗效稳定性尤为重要，所以我们应充分了解各种治疗手段的优缺点，选择最合适的治疗方式，并可尝试辅以抑制瘢痕增生的药物，以最大程度缓解患者症状，改善其预后，减少并发症。

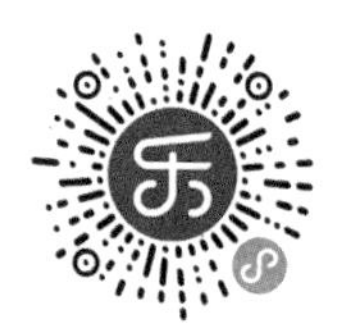

一探究“镜”——聊聊呼吸内镜那些事儿

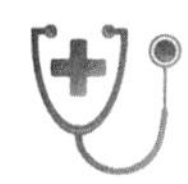

故事七　生死急救，一场来自气管的救援

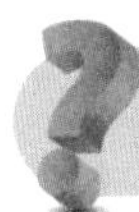

急诊来了一位晚期肺癌患者，由于病情进展迅速，就诊时病情已经非常严峻，出现了明显的胸闷、气喘，连一句完整的话都说不清，在当地医院检查时，胸部CT提示气管下段及左右主支气管外压狭窄。患者由于已经出现重度呼吸困难症状，吸氧状态下血氧饱和度只能维持在70%左右，急需抢救，于是入院后进行了急诊气管镜下的介入治疗。

在麻醉师的诱导麻醉下，患者顺利进入了麻醉状态，气管镜进入气道后发现患者气道内的病变已经非常严重。由于肿瘤细胞广泛生长，患者的气管下段及左右主支气管已经被癌细胞浸润外压而致管腔高度狭窄，这和治疗前结合胸部CT检查判断的病情一致。

这是典型的肺部恶性肿瘤进展导致的气道狭窄，因为瘤体组织浸润生长，持续地压迫周围的气管及支气管，使通畅的气道变得狭窄，患者进而出现了明显的呼吸困难症状。

为了缓解患者的气道压迫症状，我们在气管镜的引导下给患者的左右主支气管分别置入了直筒型金属裸支架，借助支架的支撑作用扩张患者的气道，从而让呼吸再次畅通，缓解患者的不适症状。支架置入的过程非常顺利，患者狭窄的气道也被顺利打开，之前的呼吸困难症状也立即得到了缓解，术后患者非常感激我们抢救了他的生命。

其实对于晚期肺癌的治疗，仅仅依靠现有的某一种治疗手段往往很难缓解患者的临床症状，但综合治疗通常可以，并且在很多肿

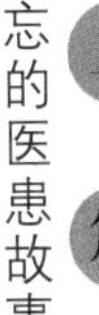

瘤治疗中效果要明显优于单一的治疗，特别是对一些中晚期肺癌的患者，综合治疗可以大幅度地提高患者的生活质量，有效地缓解患者的临床症状。

比如晚期肺癌导致的恶性气道狭窄，这时患者气道已经高度狭窄，随时有生命危险。仅凭内科药物治疗，已经不能缓解患者的症状了，这时内镜下置入气管支架，可以及时地改善患者的气道狭窄，让患者的气道恢复通畅，这甚至是唯一的救治方式。气道支架置入后的近期效果是非常明显的，当患者的身体情况改善后也能为后续的抗肿瘤治疗提供支撑。

李刚

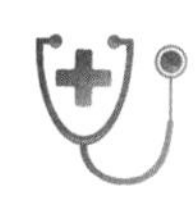

故事八　那年夏天的两瓶油

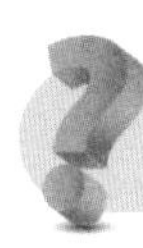

9月6号那天，我正好轮转到病房，遇见一位56岁的男性患者。刚接诊我就发现他不是很好沟通，一问其病程8年多，“久病成医”，自己多少懂点医学常识。患者肝脏恶性肿瘤术后8年多，病情反复，多次辗转省内多家三甲医院就诊治疗，期间2015年腹腔肿瘤转移又再次手术切除。2016年起发现肺内转移，他多次就诊于某医院行局部伽马刀治疗，期间反复出现咳嗽、胸闷相关症状，均在对症治疗后改善。但最近1周出现咳嗽、咳痰及胸闷、气喘无法缓解的情况，且有进一步加重趋势，他的主诊医师建议就诊我科，进一步行气管镜检查及治疗。

我问完病史，因其病情复杂且后续检查、治疗需要，建议留下家人的联系方式。他坚称自己情况很好，不需要家人的参与。经过我的反复要求，他最终勉强留了一个。鉴于他最近一次CT检查不是近期的，为了了解他目前肺部病情控制情况，我建议重新检查。他又是拒绝，始终不同意。后续气管镜检查还比较顺利，但是气管镜下提示管腔内病变情况严重，真菌、结核及放疗后改变等均不能完全排除，并且是否合并支气管胸膜瘘也不能完全排除。最终结果显示，确实存在真菌感染，于是治疗上加用抗真菌药物，同时加强抗感染处理。但经过一周治疗，患者临床症状改善并不理想，我再三做患者思想工作，终于完善了其入院后的首次胸部CT检查。根据最新的胸部CT检查，高度考虑患者合并支气管胸膜瘘，我建议留置胸腔闭式引流管引流其胸腔内的积液及积气，减轻肺部压迫症状，但患者又再次拒绝，宁可每天咳嗽、喘憋，夜间睡不着觉，也不愿意进一步在身上“打洞”和“有创”治疗，并且准备出院回家不再治疗。无奈之下，经科室讨论后，我拨通了患者家属的电话，将疾病严重性和治疗必要性详细告知，家属和我们一起反复做患者思想工作，患者最终同意放置引流管。次日顺利放置胸腔闭式引流管后，患者咳嗽、闷喘症状明显缓解，当晚睡了近期最踏实的一觉。第二天查房，患者一改往日阴沉，面带微笑地向我们表达了感谢。随着患者临床症状的明显改善，由于他的“瘘”治愈可能不大，我们建议他带管回家调理身体，定期入院复查和治疗。但他无法接受带管状态回家，强烈要求拔出引流管出院回家。万般无奈，我只能让患者签字拔管办理了出院，并叮嘱其症状如果反复需要立即就医，患者欣然答应。

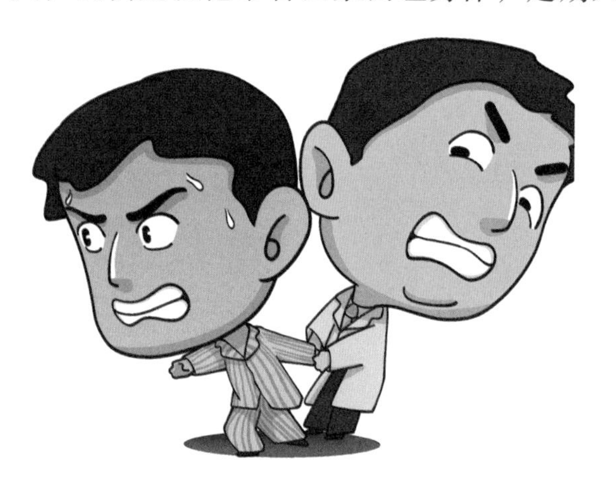

时隔半个月，患者再次来就诊。这次他一边喘，一边提着两个油瓶来到我的桌边，笑嘻嘻地说：“王医生，最近又有点喘，准备再来住几天，这是我家自己做的麻油，带给你尝尝，这次你说怎么治，我就怎么治。”我半开玩笑地跟他说：“就知道你不带管回家，肯定还会再来医院，抓紧时间把住院手续办了吧。”

手续办完，已经快下班了，我没有交给夜班医师处理，自己问完病史，写完病例，开完检查，叮嘱患者卧床、吸氧，一切安排妥当后才下班。第二天听说患者白天大概率是“瘘”的地方动脉破

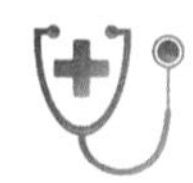

裂，导致大咯血窒息，没抢救过来。家属表示接受。我觉得太突然，虽然大咯血风险之前也反复跟家属强调过，但我的内心还是难以平复，也感到非常遗憾，遗憾的是如果他那时就同意带管回家，可能情况不会如此。如果患者一开始就同意各种诊疗措施，他的生活质量可能会更高，生存期可能会更长。

时过境迁，他一边喘、一边提着麻油来办公室找我的场景仍然清晰。再次来就诊，他提着的那两瓶麻油代表的不仅是信任，更是性命相托的象征。

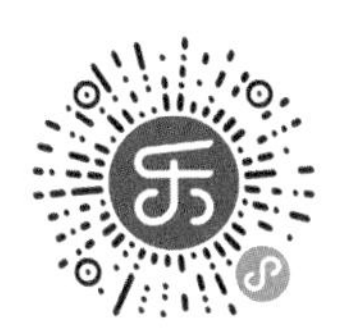

一探究“镜”——带您了解气管瘘

故事九　反复咳嗽背后的谜团

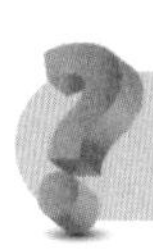

最近门诊收治了一位20多岁的女性患者，就诊时她已经反复咳嗽一个月了，在其他医院做了很多的检查，比如胸片、胸部CT及肺功能等，但就是没有找到咳嗽的原因，期间由于不停咳嗽，只能服用一些止咳药物进行对症处理。

后来患者转入我院进一步检查。患者就诊时仍然有反复的咳嗽，并且咳嗽时有少量的白痰，还带有一定的刺激性，经验告诉我们她的病因可能与气管病变有关，果然在后续的气管镜检查中得到了证实。当气管镜进入患者气道的时候，发现她的一侧支气管出现了白色干酪样的坏死物，这种表现通常与结核分枝杆菌感染有关，并且周围的支气管壁还伴有充血、水肿，后续的微生物检查及病理也证明了内镜下的判断，这个患者出现了支气管结核，由于大量的干酪样坏死物的刺激引发了反复的感染。

这个患者明明肺部有病变，为什么之前胸部CT或胸片没有发现异常呢？主要是支气管结核感染有一定的隐匿性。由于病变位置主要局限于气管、支气管内壁，并没有累及肺组织，因此在通常情况下，胸部CT以及X线胸片很难发现病变，当然有经验的医生可能会通过CT的管腔显影发现一些蛛丝马迹，但如果想要确诊，还是需要通过气管镜检查来辨别。

咳嗽是人体的一种正常生理现象，一般轻度的咳嗽是人体气道的自我保护，通常无须过分关注，但是对于频繁或者严重的咳嗽，

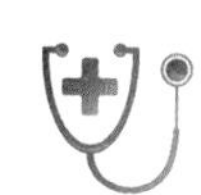

尤其是合并了咳痰、胸闷、气喘等不适，一定要警惕合并肺部疾病的可能。这个患者的诊断过程，给我们提供了启示，对于长时间反复咳嗽的情况，即使胸部CT、肺功能、X线胸片等检查没有提示异常，最好也到医院做一下气管镜检查，以排除气管支气管病变的情况。

李刚

故事十　老刘的挑战与幸运

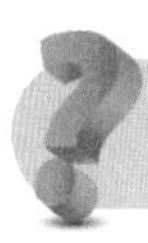

老刘是我这些年来从医经历中，遇到的依从性最好的一位患者，他坚强、勇敢，热爱生活！

老刘是个生意人，有一双孝顺的儿女，老婆也很贴心，虽然平时的工作忙碌而又烦琐，但他乐此不疲。由于工作的特殊性，老刘每天会有很多的应酬，他的烟龄长，他总觉得自己吸的是“好烟”，不会有什么问题的。然而不幸的是，2019年5月，老刘被查出右肺大细胞癌，在其他医院做了右全肺切除术。术后3个月查PET-CT提示转移瘤，需定期行化疗。但这段时间老刘的状态不太好，一方面来自药物的不良反应，一方面来自他的精神压力。

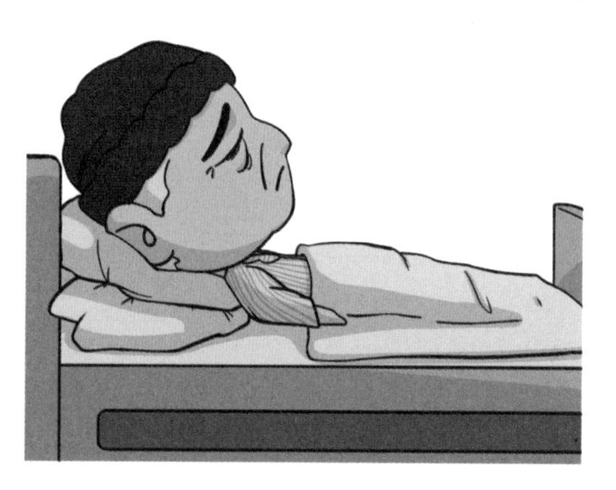

2019年11月，老刘反复出现咳嗽、咳痰伴胸闷，而且症状越来越重，做气管镜检查后发现气道狭窄明显，于是在气管内置入金属支架一枚。经治疗后，老刘胸闷症状缓解，后定期行全身抗肿瘤治疗及气管镜下吸痰处理。2020年4月9日，老刘再次因剧烈咳嗽、咳痰及胸闷、胸痛不适入住我科，行气管镜检查，提示气道内支架移位及局部破损，经与家属沟通后，我们取出原支架并更换为L型支架置入，后老刘症状好转，但反复出现肺部感染。对于老刘来说，由于体质太差，痰不容易咳出来，反复的感染也是致命的，

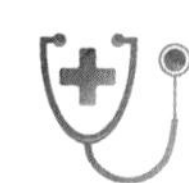

我们还在他的气管镜灌洗液里找到了黄曲霉菌，在这期间老刘仅有的半边肺还出现了气胸，肺压缩达50%。我们怕他撑不过去，好在经过积极抗感染、痰液引流及胸腔气体引流后患者症状好转。2020年9月底，老刘及家属要求取出支架，但术后仍有胸闷不适，且痰液不易咳出，在12月初再次行气管镜检查，我们发现其左主支气管管壁软化、塌陷导致管腔狭窄，予置入金属覆膜支架一枚。老刘似乎跟这枚支架“很有缘”，一直适应得很好，后来只是偶尔做气管镜下吸痰处理。这一切也归功于平时老刘家属的照顾（保证充足的营养，避免老刘受凉、感染等）。老刘现在状态很好，间断在家行家庭氧疗，平时的状态无异于常人。

老刘的就医经历充满了挑战，但医务人员的专业治疗和家属的用心照顾让他能够克服这些困难。每个患者的故事都是独一无二的，但共同点在于对健康的渴望和对医疗团队的信任。

近年来，随着呼吸介入技术的发展，肺癌的介入治疗取得了很大的进展，对于病灶直径不超过5厘米的周围型肺癌或一侧肺的病灶数目不超过3个的肺转移瘤，可以进行局部消融治疗；对于侵犯中央气道（包括气管、左右主支气管及右中间段支气管）的肺癌患者，可以通过气管镜下介入治疗（如冷热消融、硬镜铲切、球囊扩张及支架置入等）及时有效地解除中央气道阻塞，迅速缓解症状，挽救患者生命，为进一步的抗癌治疗赢得时间。

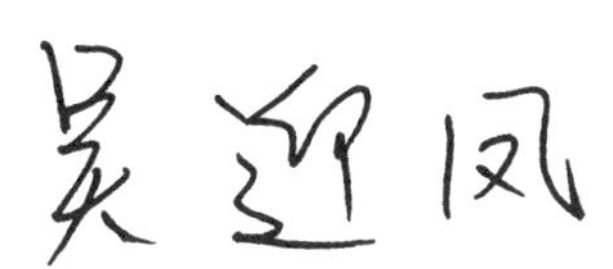

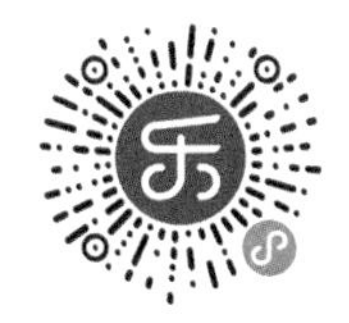

一探究“镜”——带您了解慢性气道疾病

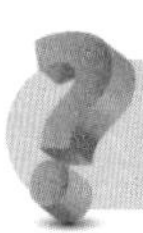

故事十一　藏在气管后面的病灶

门诊来了一位患者，他有点垂头丧气，说在当地医院住了很长时间，也做了很多检查，但没有明确诊断，考虑到病情拖得太久对身体不利，于是辗转到我们科就诊，寻求确诊的方法。

这个患者平时身体健康，酷爱运动，但也有喜欢抽烟的坏习惯，一个月前因家人发现其右侧脸颊肿胀，于是赶紧到医院完善检查，结果这一查不要紧，还真查出了问题，胸部CT示右肺门出现了一个肿块影，而且已经把周围的血管压迫了，正是病灶压迫血管引起血液回流障碍，这才导致他的右侧脸颊出现了肿大。

发现了病灶后需要明确诊断，但这个患者的病灶主要位于纵隔内，当地医院做了一次普通气管镜检查，没有发现明显的病变，但临近的气管出现了压迫，由于病灶位于气管外部，普通气管镜无法检查取病理，最后只能终止检查。

这个患者就诊我科后，我们给他使用了一种特殊的气管镜检查，才明确了诊断，患者的胸部CT提示肺部病灶位于气管外部的纵隔内，所以普通气管镜无法触达，但超声气管镜可以。这是一种前段带有超声探头组件的特殊气管镜，检查时超声探头会沿着肺部病变的位置探查病变，并且会根据超声探头收集的信号分辨病灶与周围血流的信息。

当病灶位置明确之后，超声气管镜会通过气管镜的检查操作孔，用特殊的穿刺针进行针吸活检，由于这种针的另一端连接负压吸引器，因此可以很轻松地吸出部分病变组织用于活检，相比于普

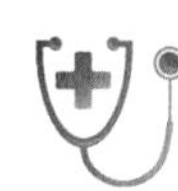

通气管镜检查，超声气管镜的优点有：一方面超声探头能帮助操作医生锁定气道外病灶的位置；另一方面通过超声信号引导穿刺，能避开病灶周围的血管，减少出血风险。

后来这个患者顺利完成了超声气管镜检查，并且明确了病理诊断，是鳞状细胞癌，第一时间接受了规范的治疗。

李刚

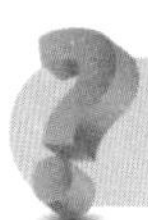

故事十二　孝心照亮抗癌路

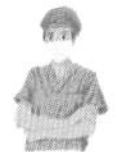

“医生你好，这是我第63次做气管镜了。”杨老汉笑呵呵地说道。

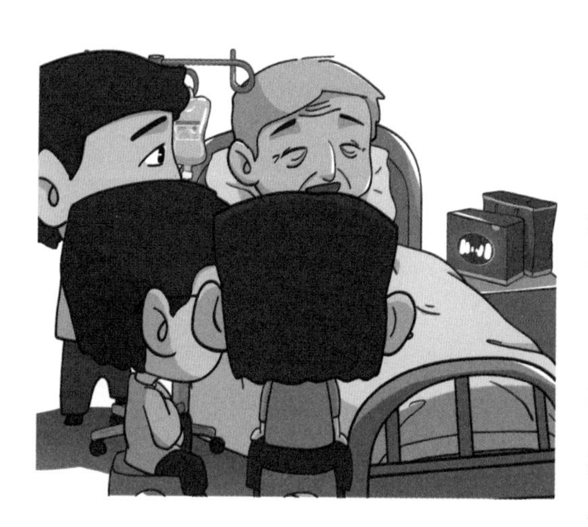

杨老汉是一位支气管肿瘤的患者，瘤体堵塞了左上支气管，因其拒绝放疗和化疗，只接受气管镜下瘤体消融治疗，所以需要定期去医院做支气管镜下瘤体消融，否则会因瘤体生长过快而堵塞整个左侧的管腔而引起严重的呼吸困难。

杨老汉是普通的农民，一生辛勤劳作，养育了三个儿子。他的生活虽然简朴，但充满了家庭的温暖和幸福。然而，命运似乎并不眷顾这位老人，他被诊断出患有支气管鳞癌，这突如其来的疾病给这个家庭带来了沉重的打击。

杨老汉的三个儿子得知父亲的病情后，没有选择逃避，而是勇敢地承担起了照顾父亲的责任。他们轮流陪伴在父亲的身边，给予他无微不至的关怀和支持。

老大作为家中的长子，深知自己肩负的责任。他放弃了在外地的工作，回到家中照顾父亲。他每天为父亲准备营养丰富的饭菜，确保父亲能够得到足够的营养；他还经常陪父亲聊天，用温暖的话

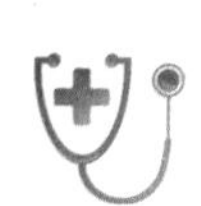

语安慰他，减轻他的心理负担。

老二是个细心的人，他注意到父亲因为疾病而情绪低落，便想尽办法让父亲开心。他买来父亲喜欢的戏曲CD，播放给父亲听，还时常带父亲外出散心，和父亲一起下棋聊天，让父亲的日子过得不再孤单。

老三虽然年纪最小，是工厂里的工人，但他的孝心一点也不输给两个哥哥。他主动承担起家里的重活，减轻父亲的负担。每当父亲需要去医院接受治疗时，老三总是第一个站出来，陪伴父亲去医院，确保父亲在治疗过程中得到最好的照顾。

杨老汉因病情需要进行多次气管镜下瘤体消融治疗，每一次治疗都是对杨老汉和儿子们的巨大考验。但儿子们的孝顺和坚持，给了杨老汉战胜病魔的勇气和力量。在儿子们的陪伴下，杨老汉的精神状态逐渐好转，病情也得到了一定程度的控制。

杨老汉看着三个儿子为他所做的一切，心中充满了感激和骄傲。他知道，无论自己的病情如何发展，他都不再是孤军奋战。儿子们的孝顺和关爱，是他最宝贵的财富。

杨老汉的病情虽然依旧严峻，但他的心中充满了希望。他知道，有了儿子们的陪伴，他能勇敢地面对一切挑战。而儿子们也明白，无论未来如何，他们都会一如既往地守护父亲，给予他最坚定的支持和最深沉的爱。

孝顺不仅是一种传统美德，还是一种生活的态度和选择。在这个故事中，我们看到了人性的光辉和家庭的温暖，也看到了子女对父母的无限关爱和支持。这是一段感人至深的故事，也是对孝顺的最好诠释。

肿瘤患者的家庭关爱是他们战胜疾病的重要力量之一。面对肺癌这样的重大疾病，家庭成员的支持和关爱对于患者的身心健康有着不可替代的作用。家庭关爱是患者战胜疾病的重要力量，不仅能够提高肿瘤患者的生活质量，还有助于提高治疗效果，加快康复进程。

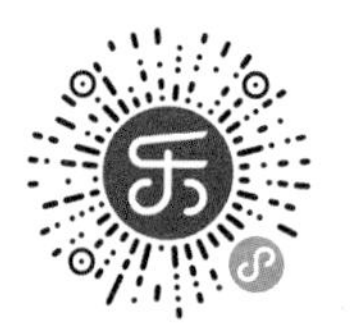

一探究“镜”——带您了解良性气道狭窄

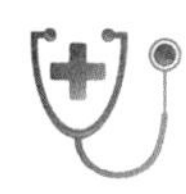

故事十三　食管与气管的意外连接

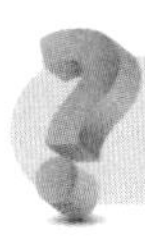

"医生，我怎么把早上吃的饭都咳出来了呀？"查房时老张不经意的一句话引起了大家的重视，只见老张捧着一张餐巾纸，上面是他咳出的米粒，医生看到后沉思了一下，然后说道：你的情况有点复杂，可能是出现食管瘘了，并且通向了气道。

老张是一名食管癌术后5年的患者，5年前因为进食梗阻在当地医院查出了食管癌，所幸临床分期属于早期，当时接受了手术治疗，术后复查的情况一直提示病情稳定，但最近3年老张由于感觉身体状态很好，没有定期复查，直到一个月前因为肺部感染引发了咳嗽、咳痰，才到医院检查治疗，进行抗感染治疗，治疗一周后老张的病情得到了控制，咳嗽、咳痰症状有了明显的好转。

然而就在积极治疗的期间，老张的病情却出现了反复，不明原因的咳嗽、咳痰再次加重，尤其是进食后症状更加明显，特别是有一次查房的时候，老张竟然说他把早上吃的部分食物咳了出来，开始时大家判断可能是感染加重所致，但是医生沉思后认为情况可能更加复杂，由于食管和气道分属两个系统，通常情况下进入消化系统的食物无法进入气道，如果食物出现在了气道，很可能是两者在结构上出现了连通。

结合老张的病史及最近影像方面的检查，医生判断可能是出现了食管气管瘘，这种疾病常见的原因是食管、气管的各种恶性肿瘤，由于肿瘤的破坏作用而导致食管气管瘘。为了查明原因，我们给老张安排了气管镜和胃镜方面的检查，这一查不要紧，还真查出

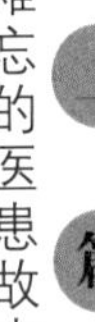

了问题。

首先是胃镜检查发现老张食管手术吻合口的部位出现了肿瘤复发，并且有一处管壁黏膜凹陷，出现了通向纵隔的瘘口样改变，气管镜检查也在气管相应位置发现了类似瘘口样的改变，周围还有分泌物溢出，正是这个瘘口导致了老张进食后出现呛咳及咳出食物。

食管气管瘘近几年的发病率逐渐上升。特别是很多食管恶性肿瘤术后的患者，更要重视起来。肿瘤存在复发性，如果不及时发现、治疗，后期肿瘤复发后会破坏周围管壁，就会出现食管气管瘘。目前支气管镜等内镜下的介入治疗也是一种选择，主要目的是通过支架封堵、氩气刀烧灼、封堵器或支架置入等方式闭合瘘口，从而避免食管内容物进入气道，改善患者的临床症状。

李刚

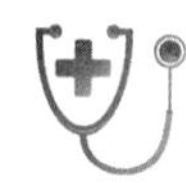

故事十四 “镜”技无限，重获呼吸

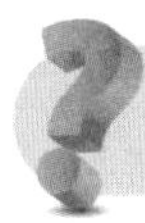

提起老常，科室多数医生都对他印象颇深。2014年，66岁的老常因为进食哽咽感就医于上海某医院，并确诊食管上半段肿瘤，但在上海行放、化疗后闷喘加重，呼吸困难，于是在2015年10月来到了我科。故事也就此展开。

初见老常，对他的情况，即使是从事呼吸介入工作多年并遇到无数闷喘患者的我也深感不妙，他重重的喘息牵动着我的思绪，我深知此刻他无法顺畅呼吸的痛苦，家属们也围坐在旁，焦急地等待着我的诊断和建议。最终，我们通过气管镜下检查发现气道狭窄，考虑是放疗引起的放射性气管炎，于是又进行了多次气管镜下坏死物的清理治疗，老常在治疗后获得缓解。气管镜技术在呼吸系统疾病的诊断和治疗中扮演着至关重要的角色，不仅可以帮助我们观察气道内部情况，还可以进行疾病的诊断以及治疗。气管镜技术是呼吸系统疾病管理的一个不可或缺的工具，它提高了诊断的准确性，扩展了治疗的可能性，并改善了患者的预后。也是得益于气管镜技术，我们帮助了很多气道狭窄患者重获新生，顺畅呼吸。老常便是诸多患者中的一位。

但老常的康复之路并不是一片坦途。2018年他再次因气管广泛性狭窄进行了硅酮支架置入，在此后的几年里，我们一直在与这遏制他呼吸的“魔爪”进行斗争。气管镜下支架位置的调整，支架的更换，气管镜下的介入治疗……一次次，在家属的殷切期待和我们的全力以赴中，我们带着老常在内镜中心进进出出；一次次，在

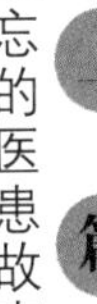

老常入院时厚重的喘息声下，我们都为他悬着一颗心，紧急制订适合他的治疗方案；一次次，在内镜中心手术灯下，我们都衷心地期盼这是老常最后一次的镜下介入治疗。气道狭窄的治疗一直是棘手的，尤其像老常这样因恶性肿瘤引起的气道狭窄，治疗上就更加复杂。但是老常仍然在这场持久战中坚持了近10年。这种坚持与他本人及家属对我们的信任和气管镜介入治疗技术的进步都是分不开的。

2024年5月20号，也是二十四节气的小满，老常又因为闷喘加重来住院治疗了。跟家属简单地沟通后，我熟练地记录下老常的病史并开始思索他的下一步治疗。我知道，接下来依然是道阻且长，但是我们必将全力以赴，行而不辍。

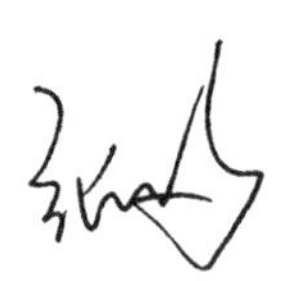

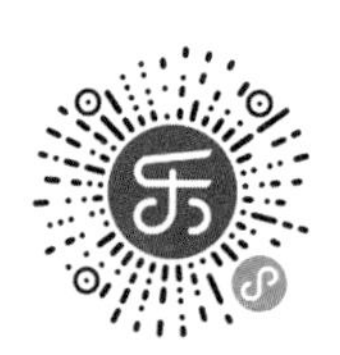

一探究“镜”——带您了解咯血与呼吸内镜

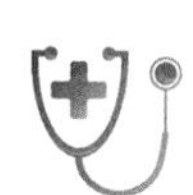

故事十五　在绝望中寻找希望的呼吸

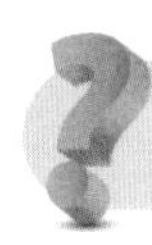

至今我依然清晰地记得那天是2024年1月29日，室外寒风凛冽，仿佛能刺透最厚实的外衣，但比起冬日的寒冷，一封来自其他医院的紧急会诊请求书更像是一把锋利的冰刀，划过我的心头。

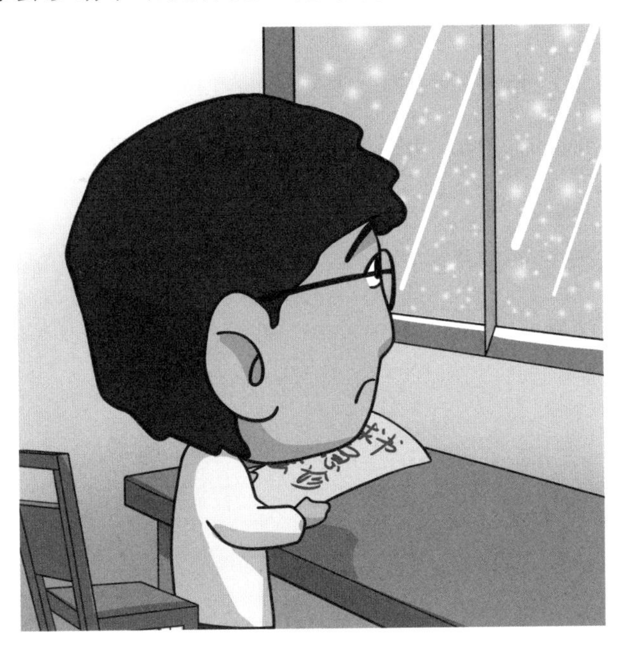

患者是一位31岁的小伙子，正处在生命的黄金时期，却被甲状腺疾病无情地缠绕。他的面容因长期甲亢突眼而改变，颈部进行性增粗，心脏跳动异常快速，伴着房颤的节奏，每一次呼吸都像是在与死神搏斗。三个月前，一场看似普通的感冒，却像是引燃了一根导火索，引爆了他体内潜藏的致命危机。体重急剧下降40斤，反复晕厥，Ⅲ度呼吸困难——这些症状如同无形的锁链，紧紧束缚着他日渐衰弱的生命。

他走过了漫长而艰辛的求医之路，从家乡金寨到县市级、省级医院，从急诊科到内分泌科，再到心血管内科、耳鼻喉科、普外科。然而，所有对症的保守治疗都如同隔靴搔痒，无法触及病根。面对这无情的疾病，医生们更多的是无奈的沉默。他的病情日益加剧，生命的希望和时间在一点点流逝。已经失声的他，艰难地在纸上歪歪扭扭写下“我想要活着”。

在这生死攸关的时刻，经过众多医疗同仁的极力推荐与不懈接力，身陷绝境的患者历经曲折的求医之路，终于找到某肿瘤医院的王教授。王教授深知患者病情的严重性，任何一次轻微的医疗操作，都可能成为压垮患者生命的最后一根稻草。但他坚定地表示：“做事总有风险。正因为有风险，才需要担当。硬骨头不好啃，如果连我们也不愿去啃，病人就真的走投无路了。”

针对这例复杂且棘手的病情，王教授牵头组织了一场多学科MDT讨论，共同探讨患者的最佳治疗方案。但要为患者施行根治性手术，气道管理成了首先要解决的问题。面对如此棘手的挑战，王教授并未退缩，并替患者联系到我。我深知气道管理是这位患者手术成功的关键，于是第二场多学科MDT讨论开始了，每一位专家都在为了这个年轻生命绞尽脑汁。经过激烈的讨论和反复的琢磨，我们对普通气管插管的尖端进行了巧妙改良，最终决定并成功实施支气管镜下缩窄的气管内壁局部切开置入改良的气管插管的创新手术方案。

气道难题得到妥善解决后，患者的生命之路重新焕发出希望与生机。但这只是万里长征的第一步。患者在ICU的每一分每一秒，我们都如履薄冰，细心观察他的各项生命体征。在ICU进行住院观察期间，两院的专家团队进行了密切沟通与协作，考虑到该患者特

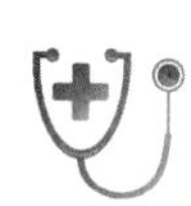

殊的围术期管理需求，患者被紧急转运至肿瘤医院进行手术治疗。

当王教授在手术台上行云流水般完成最后一刀，患者被平稳地推出手术室，送入普通病房时，我们知道，我们赢得了这场与死神的赛跑。

术后第三天，大家围绕在患者的床边，鼓励他尝试堵管发声。当他用沙哑却清晰的声音说出“谢谢你们”的时候，那一刻，所有的辛劳和不眠之夜都化成了满满的成就感和喜悦。这不仅是对专业技能的认可，更是对医者仁心的深深致敬。

这就是我工作中遇到的一个故事，一个关于生与死、绝望与希望的故事。在这个故事里，每一个细节都是真实的，每一份情感都是真挚的。我希望，通过我的讲述，更多的人能感受到那份对生命的尊重，对挑战的勇气，以及那份在绝境中寻找希望的执着。

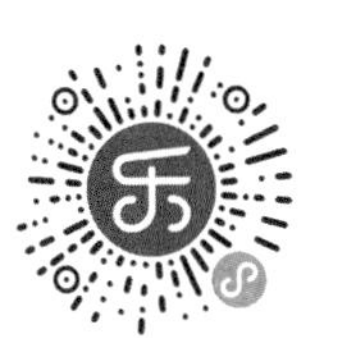

一探究“镜”——带您了解内科胸腔镜

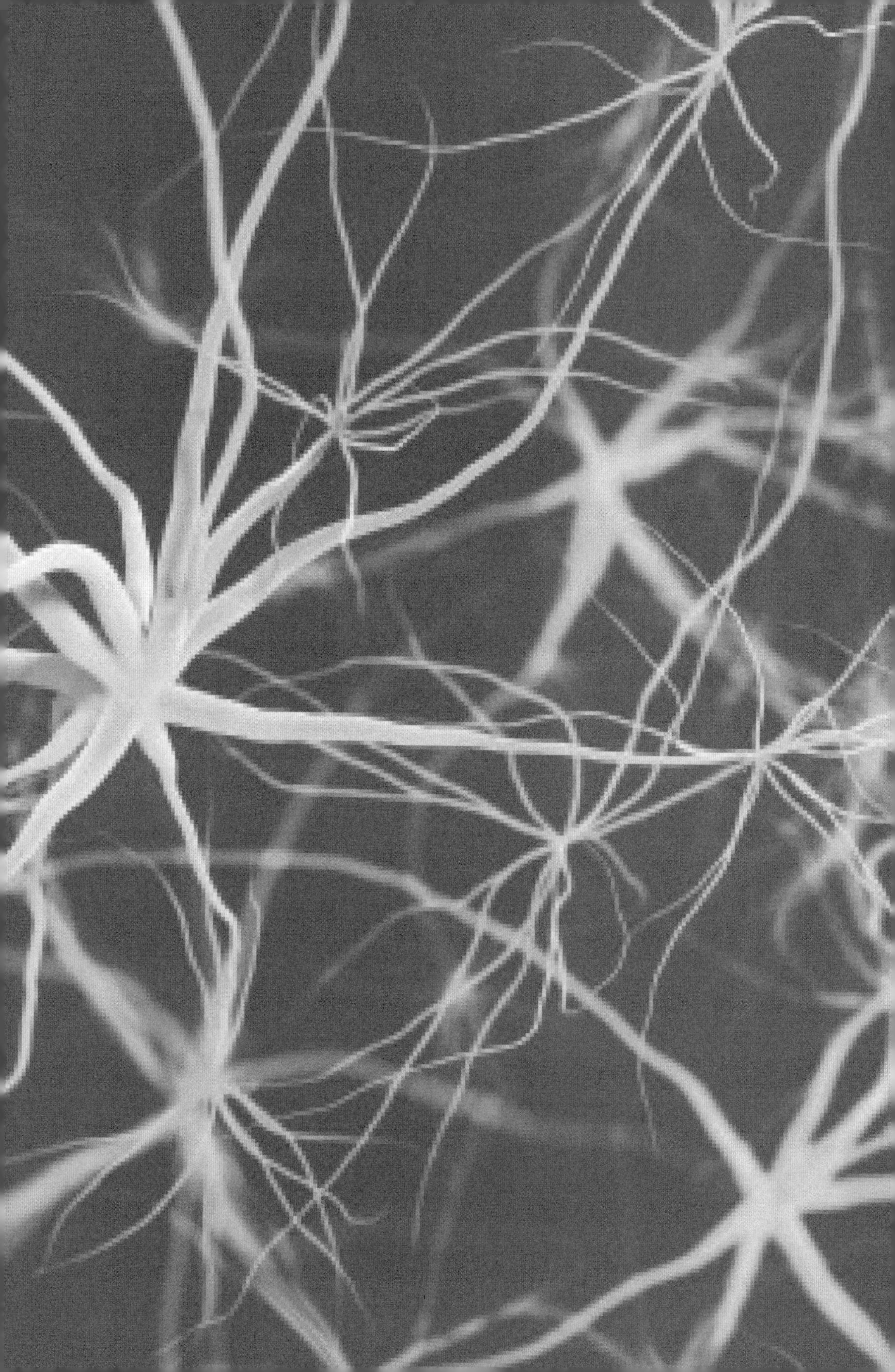

下 篇 有趣的一问医答

引　言

一探究“镜”之浅谈呼吸内镜

1.呼吸内镜是什么？

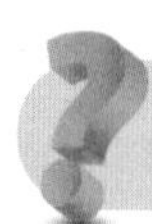

呼吸内镜，是一种用于诊断以及治疗呼吸系统疾病的医学工具，最大的优点就是直观、准确、微创。呼吸内镜的概念是一个大的范畴，按照其适应证和操作方法的不同，可以分为两种类型：支气管镜和内科胸腔镜。诊断气管支气管的叫作支气管镜。电子支气管镜是最常见的呼吸内镜之一，经口或鼻腔插入气管，以便观察肺部、气管和支气管的病变，如果是观察管腔外的淋巴结或者肿块，就需要超声支气管镜了。另一类叫作内科胸腔镜。胸腔镜用于胸腔内的病变，尤其是不明原因的胸腔积液。在检查过程中，医生会将内科胸腔镜经胸壁插入胸腔，以便观察胸膜和纵隔的病变。如果是按照结构功能和材质的不同又可以分为软式内镜和硬质内镜，软镜多是细长的管子，通常由镜头和操作部件组成。镜头可以包括光源、微型摄像机和一些附件，操作部件通常包括按钮、操纵杆和其他控件，用于控制内镜的移动、插入和撤出。硬镜是使用硬镜光源联合一个空心的不锈钢管外鞘来进行诊疗，因为质地比较硬，所以在做检查时可以保证呼吸道的通畅。

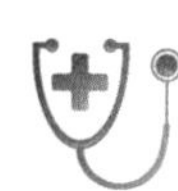

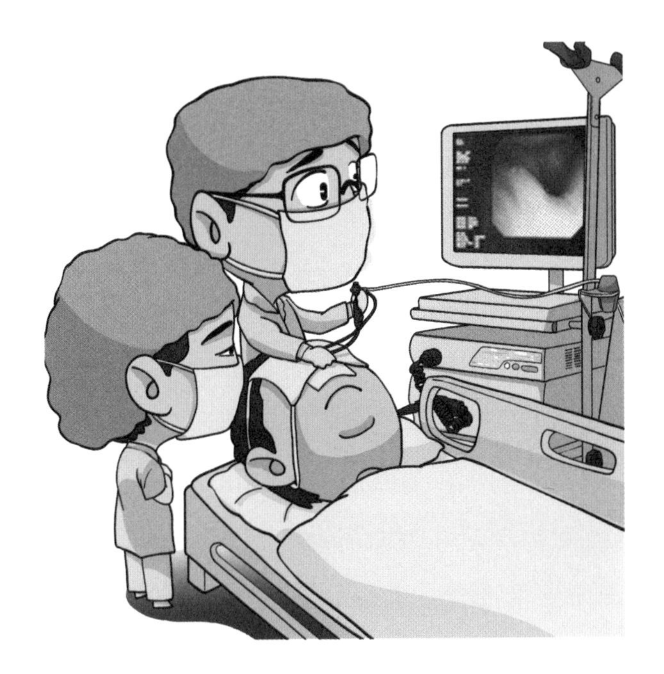

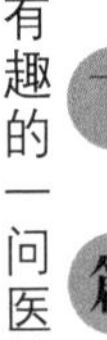

2. 支气管镜长什么样？它的医学原理是什么？

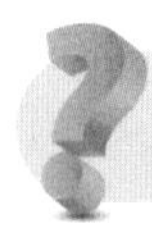

说到支气管镜，大家可能会稍微感觉到陌生。在这里先提一下胃镜，大家应该更熟悉些，常常胃部不舒服到消化内科就诊的时候，医生会告知做胃镜，这个胃镜就是把带了光源的镜子送到食管和胃部进行观察的仪器。类比下，支气管镜比胃镜要细短一些，它的前端也是带了高清的摄像头，是可以经鼻腔或者经口腔进入气管和支气管内来进行检查的小镜子。那么支气管镜究竟有多细呢，一般直径在3~6毫米，由细到粗分为超细支气管镜、细支气管镜、常规支气管镜和治疗型的支气管镜。

3. 在呼吸系统疾病治疗中支气管镜是如何发挥作用的?

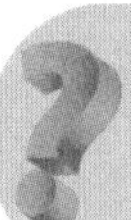

支气管镜在肺部疾病诊断和治疗方面确实发挥了极大的作用。大家都知道，随着科学技术的进步，现代医学发生了巨大变化。在临床医学领域，现代医学出现了“内科医生外科化”“外科手术微创化”“功能疾病精准化”“肿瘤治疗个体化”四大改变。也就是说医生的角色逐渐发生变化，而内镜下的诊疗作为一种微创的方式也越来越被人们所接受。所以，医生通过支气管镜不仅可以非常直观地去看气管支气管内的黏膜、分泌物、异物、新生物等，更重要的是从气管支气管内取样，比如做分泌物的细菌学检查，看看发生了哪种特殊细菌的感染，或者取一块组织送检病理，也就是俗话说的“医生从我肺里勾了一块肉看看是不是肺癌”。除此之外，支气管镜下的治疗非常实用，当患者呛入了一个花生米，或者长了一个良性的脂肪瘤，又或者气管发生了奇怪的狭窄，支气管镜都是可以大显身手。

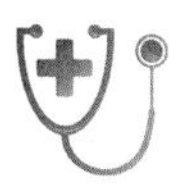

4. 在什么情况下患者需要通过支气管镜来检查?

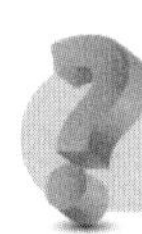

（1）出现呼吸系统常见的问题，比如咳嗽、咳痰或者痰中带血、声音嘶哑等。呼吸系统的临床症状大同小异，常常缺乏特异性，容易误诊和漏诊。所以，当咳嗽超过2周，或者抗感染效果不佳、胸部CT提示肺或气管内可疑病变的时候，支气管镜绝对是一项“利器”。

（2）发现纵隔淋巴结肿大。这种病变可能是因为自觉胸闷不适或者不明原因的咳嗽，又或者仅仅体检发现，但无论是为了明确性质的，还是为了临床分期，超声支气管镜都是必要的选择之一。

（3）出现进食进水呛咳。在排除声门功能紊乱后需要支气管镜协助明确是否存在气管-消化道瘘等，比如有异物吸入，尤其是进食时大笑或者误吸等情况，当然这些病史非常重要。

不知道大家关注没有，现在介入呼吸病学的大夫越来越关注两个方面：一个是早癌，也就是肺结节，当发现肺上有结节让人无限纠结的时候，做个电磁导航支气管镜也许是很好的“除结”方法；另外就是慢性阻塞性肺疾病，在我国大约有一个亿的人合并有慢阻肺的疾病，相应的介入治疗也是迫在眉睫。近年来有很多的新技术应用在临床，例如支气管镜下热蒸汽、流变成形术、冷冻喷雾治疗等，都是针对不同表型的慢阻肺人群。

另外对于肺部疾病的外科术前检查也要关注。譬如通过内镜发现患者左肺病变，这时手术能不能做、具体术式怎么选择，外科医生也会重新考虑。

5. 支气管内镜检查的安全性好吗？

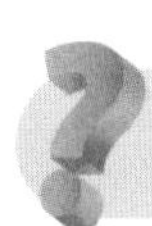

准确性自然是不用说，相对于影像学检查，直视会更加直观，当然操作熟练度和操作技巧还是更重要的。因此这里要强调下：规

范是操作的前提。至于安全性，支气管镜检查还是非常安全的，因为医生会通过术前检查比如生命体征检测、抽血、心电图等来进行评估，如果患者真的是无法耐受，出血倾向明显，严重心肺功能障碍、身体极度衰弱，不能承受任何有创性的操作检查等，那是不建议做支气管镜的。

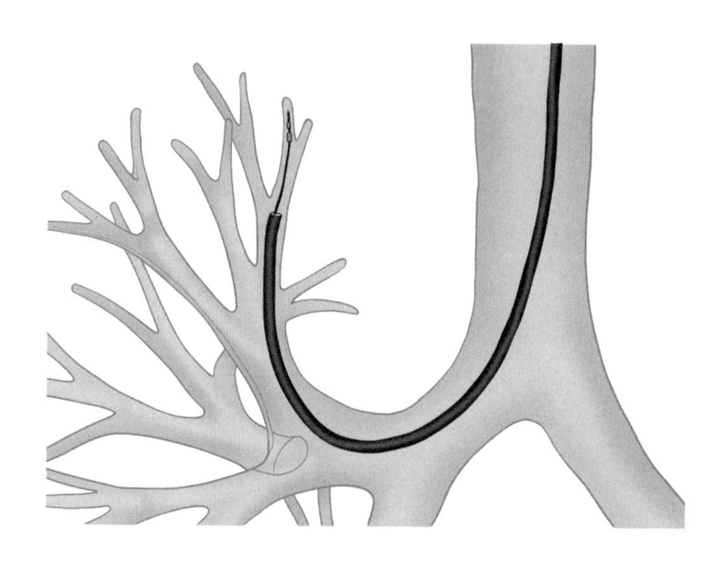

总结下来针对这个问题，支气管镜的特点是：适应证宽泛，禁忌证狭小，安全性稳定。

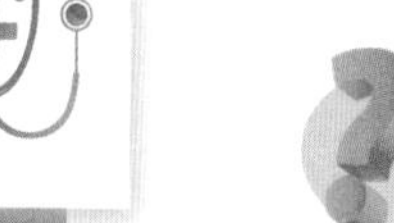

6.做支气管镜检查前在饮食和生活上要注意哪些?

首先术前应该到呼吸内镜中心进行预约，住院患者操作相对简单，很多检验检查结果在电脑上都有记录，但是门诊患者要携带相关的病历资料，如胸部CT、心电图、肺功能以及血常规、血凝检测等。

如果需要做支气管镜，应该在医生评估是否可以做支气管镜之后再进行检查，检查前完善相关的术前检查，做好术前禁食禁饮，一般术前禁食6~8小时，禁饮2小时。患者如果有糖尿病，清晨应该停止服用降糖药，避免术中出现低血糖。患者如果有高血压或心脏病、慢阻肺，需正常服用药物。如果有假牙应该取下假牙，身上有金属饰物的也尽量取下不要携带。另外友情提醒大家，术前尽量放松、保持良好的心情，这一点也很重要。

7.支气管镜术后有需要注意的事项吗？

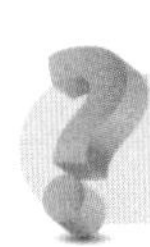

常规支气管镜检查后医护人员会再次评估患者心率、呼吸、血压等情况，无异常方可离开，2~3小时后方可进食或饮水，主要是麻醉效果未过，怕有呛咳，也不要用力咳嗽。少部分人可能有畏寒、发热、低氧血症、出血等情况。如果2天后鼻子、口腔疼痛未减轻，声音嘶哑未改善，需向医生咨询，如果出现呼吸困难、胸部疼痛、吞咽困难、大量咯血等情况，需立即送医。

8.支气管镜对肺癌患者的微创治疗有什么作用？

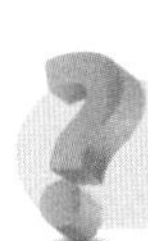

微创介入治疗是和肺癌的放疗、化疗、靶向、免疫等治疗可以同步进行且有协同作用的一项治疗方法。支气管镜下的介入治疗方法非常多，比如球囊扩张、冷冻治疗、微波、高频电圈套、氩气刀、激光、取异物、药物注射等，甚至现在对于肺结节进行定位活检和消融都是可以的。

9. 有支气管镜治疗肺癌患者的成功案例吗？

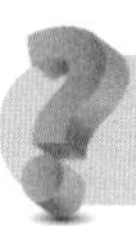

举一个最简单的例子，一个晚期肺癌的患者出现气道转移，气管内长了一个巨大肿瘤，堵住了95%的管腔，患者有严重的呼吸困难，一口痰就会让他窒息，这种情况下外科手术动不了，内科肿瘤保守治疗的话也无法缓解患者的不适，只有呼吸内镜下的微创治疗可以清理气道内的瘤体，把95%变成50%，甚至30%，同时还可以置入气管支气管的支架为患者畅通气道，让他有更多的时间来接受其他治疗，这种效果是立竿见影的。很多患者术后呼吸畅通了，轻松地走出内镜中心。希望所有疾病的端口能往前再往前，就像现在体检的认知度提高、胸部CT的普及、人工智能的解读等，让更多的疾病实现早诊、早治是大众的共同目标。

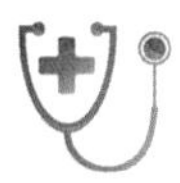

10. 做支气管镜要先麻醉吗？

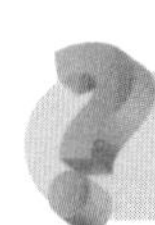

麻醉是肯定要的，只是方法不同。这里介绍三类麻醉方法。第一类是局麻，也是最常用和简单的方法。先在咽部用2%利多卡因做预处理，可以采用喷雾瓶喷雾或者雾化吸入，目前用的是一人一瓶一用的利多卡因喷雾剂。然后在声门和气管内用注射器注入麻醉药利多卡因10~20毫升。第二类是无痛的方法对于一些害怕或者无法接受局部麻醉的人，可以选择无痛这种相对镇静镇痛的方法，和无痛胃镜有一些类似。最后一类是全麻，全凭静脉麻醉，是使用喉罩或者气管插管后，给患者进行全身静脉用药，让患者在没有任何痛苦的睡眠过程中结束所有诊疗工作，术后需要麻醉复苏。

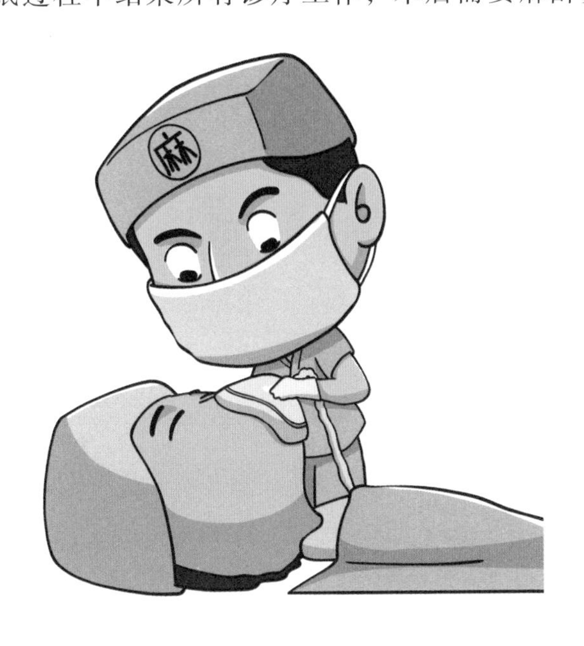

11. 局麻还是全麻，该怎么选择呢？

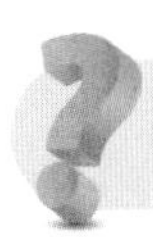

如果是常规的检查或者比较简单的治疗，对可以耐受的患者推荐局麻。不要担心，放松心情，吸气呼气来个慢动作，很快就结束啦。如果对操作本身非常焦虑和恐慌者，可以适当应用无痛支气管镜。而对于操作过程本身非常复杂或者总体时间长的治疗型手术，建议选择全麻。当选择全麻的时候，又有患者担心全麻用药的副作用，比如是否会影响记忆力、影响智力，是否会有肌肉酸痛等。目前还没有任何研究表明，临床用的麻醉会对人的智力有任何直接的影响。至于麻醉的深浅，会由麻醉医生全程控制，他们也会根据个体差异性做出相应调整。

12. 在气道异物取出方面，支气管镜也能大显身手吗?

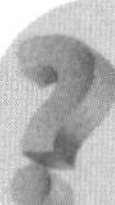

在异物的取出方面，支气管镜也有绝对的优势。取出的异物有笔帽、辣椒皮、骨头、瓜子、豌豆、菱角壳、苍耳子、义齿、药丸锡箔、勺把子、龙虾壳等。支气管镜的优势自然是在直视下看到异物嵌顿的位置，然后通过异物钳抓取、圈套取出或者冷冻取出的方式把异物取出来，95%以上没有问题。偶尔遇到比较复杂的或者嵌顿比较厉害的，可能会用到激光，把异物先打碎成两半，再分次取出。

13. 除了呼吸科，支气管镜在其他疾病的检查和辅助治疗方面是否也有用武之地?

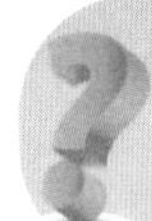

“小镜子”的大威力已被越来越多的科室认识到，支气管镜曾经是呼吸科大夫的看家武器，现在已成为胸外科、感染科、肿瘤科、儿科和ICU等科室的常用工具。支气管镜在胸外科术前检查和术后吸痰非常好用，感染科用支气管镜多半

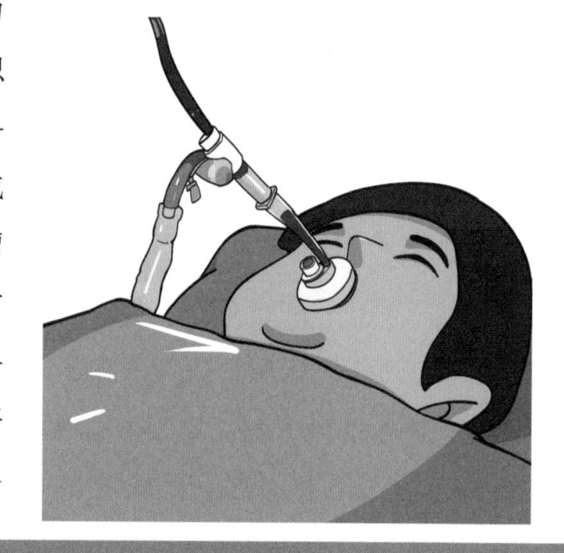

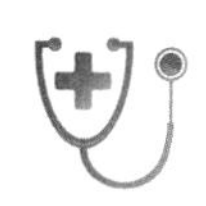

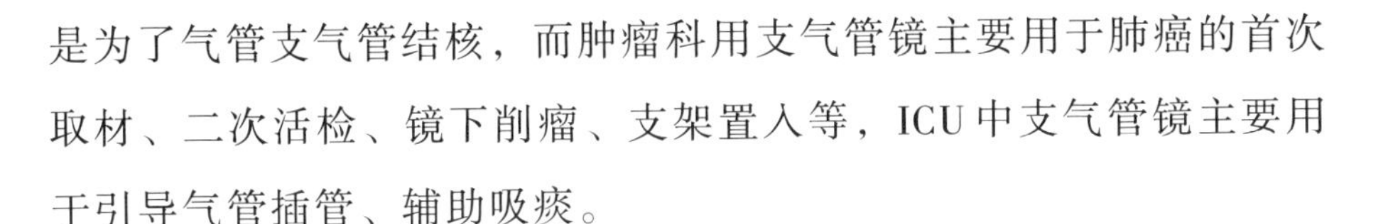

是为了气管支气管结核，而肿瘤科用支气管镜主要用于肺癌的首次取材、二次活检、镜下削瘤、支架置入等，ICU中支气管镜主要用于引导气管插管、辅助吸痰。

14. 支气管镜在气道里能顺利畅行吗？有不能到达的禁区吗？

气管支气管像一个倒立的大树，如果从树的主干一级一级分支下去，可能有二十多级，而且越到远端越细，而我们普通的支气管镜最多也只能到达第六级。电磁导航支气管镜就是在支气管的迷宫里规划出一条通向病灶的清晰路线。当定位导向管到达病灶时，一条直通病灶的通道就真正建立起来了。隐藏在支气管迷宫深处的凶手失去了保护屏障，医生不仅可以利用这条通道取出病变组织进行活检，还能进行组织标记、微创治疗，把疾病扼杀在萌芽阶段。这就实现了真正的对于肺部病灶的360度全肺到达的精准活检、精准治疗。

15. 内科胸腔镜有什么作用？

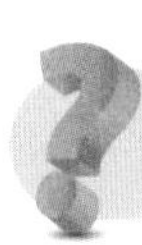

内科胸腔镜主要是看胸腔的，由呼吸科医生或呼吸内镜医生在气管镜室，甚至是在局麻下来完成的，而外科胸腔镜由胸外科医生在手术室进行。目前一般来说内科胸腔镜可以用于以下诊疗：原因不明的胸腔积液和胸膜肿块的病因诊断；肺弥漫性或周围型局限

型病变的病因诊断；对纵隔、膈肌、胸壁等部位的病变作诊断和鉴别诊断；顽固性气胸的病因诊断和治疗；胸部创伤的诊断和治疗；顽固性脓胸的病因诊断和治疗；胸膜腔内取异物等。内科胸腔镜手术对诊断不明原因的胸腔积液是非常好的方法，不但可以取活检查明原因，还可以进行镜下的治疗。

16.哪些情况下不能做内科胸腔镜？

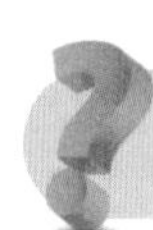

患者有以下情况时是不能做内科胸腔镜手术的：广泛的胸膜粘连（胸膜腔闭塞是本项检查的绝对禁忌证，因此严重胸膜粘连不宜进行检查）；剧烈咳嗽或极度衰弱不能承受手术；严重的器质性心脏病、心律失常、心功能不全；严重的肺功能不全伴呼吸困难、不能平卧；严重的肺动脉高压（平均大于4.67Kpa）；血液凝固障碍或血小板少于$40×10^9/L$，或凝血酶原时间在40%以下。

17.内科胸腔镜手术前患者需要做什么准备？

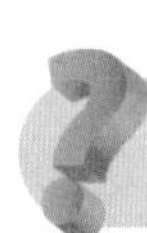

和支气管镜诊疗不一样，内科胸腔镜术前无须禁食禁饮。但是医生也会根据患者的病情与患者及家属详细沟通，准备好近期的肺部CT（最好是增强CT）、心电图，轮椅一台，术前详细说明检查目的、大致过程（局麻）、常见并发症及配合检查的方法，签订有创诊疗操作同意书。术前需要完善血常规、凝血功能、D二聚体、乙丙肝检测、HIV抗体检测。肺部功能差者，要完善血气

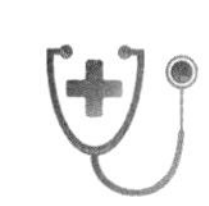

分析和肺功能；包裹性胸腔积液者，术前需B超定位作为参考，然后安心接受医护人员的检查。

患者术后回到病房可以正常饮食。由医务人员打开胸腔闭式引流管缓慢引流；保持引流管通畅，注意皮下有无积气；患者翻身或者改变体位时注意不要把引流管带出胸腔外。如果有疼痛千万不要忍着，患者要立即告知医务人员处理。医护人员注意伤口换药；隔天一次更换引流瓶，注意无菌操作，如果24小时引流液少于50毫升，胸片确定肺膨胀良好，引流瓶内无气泡冒出，患者无呼吸困难，在术后24小时后即可拔除引流管（注意皮肤缝线要在1周后才能拆除）。拔管后24小时内，医护人员应注意观察患者的呼吸情况，局部有无渗液、出血、皮下气肿等，如有异常，及时处理。

18. 呼吸内镜还有哪些新技术可以帮助患者解除痛苦或辅助治疗疾病？

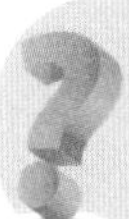

虽然总体上呼吸内镜没有消化内镜发展得迅猛，但其实呼吸内镜这些年的发展也很快，医生通过呼吸内镜可以做的事情也越来越多。除了刚才提到的针对肺结节的电磁导航支气管镜，还有针对肺癌的光动力治疗，也就是利用肿瘤组织对光敏剂的富集作用，通过照射特定的光产生化学作用从而杀灭肿瘤细胞，可以理解成类似于局部的小放疗。还有对于慢性气道疾病，比如重症哮喘，通过支气管镜下将皱巴的气管平滑肌进行重新的熨烫平整的技术，我们称作支气管热成形术，类似于平时熨烫衬衫的感觉。还有之前提到中

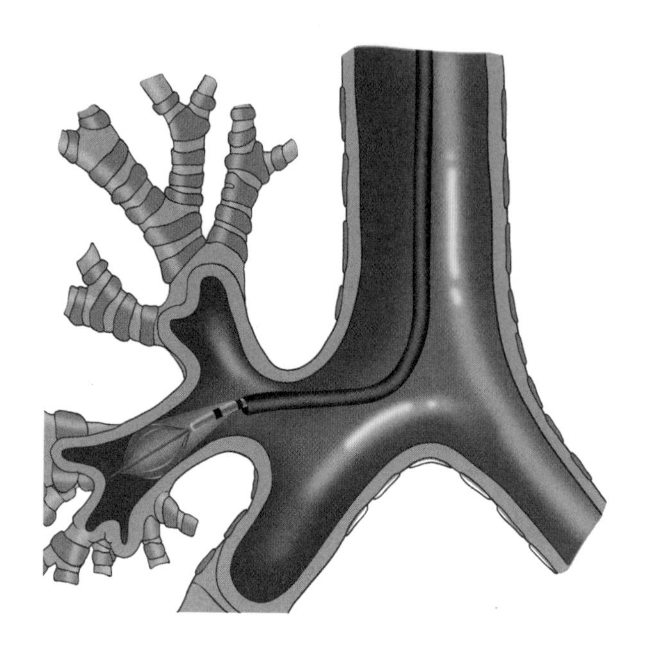

国是慢性阻塞性肺病的大国，所以热蒸汽、流变成形术、冷冻喷雾治疗、支气管活瓣肺减容术等都将是未来中度–极重度慢阻肺患者的希望和福音，例如通过精准的介入治疗，使需要治疗的区域在经过一段时间后逐渐萎陷，从而达到改善患者肺功能，使其提高运动耐力和生活质量的目的。

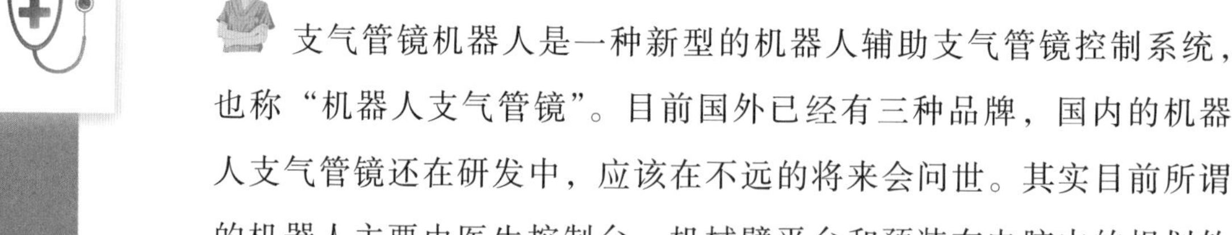

19. 听说现在已经有支气管镜机器人了？是机器人帮助操作支气管镜吗？

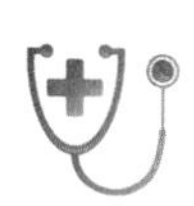

支气管镜机器人是一种新型的机器人辅助支气管镜控制系统，也称“机器人支气管镜”。目前国外已经有三种品牌，国内的机器人支气管镜还在研发中，应该在不远的将来会问世。其实目前所谓的机器人主要由医生控制台、机械臂平台和预装在电脑中的规划软件组成。操作时，医生不需要手持支气管镜，只需要操作控制台上的滚轮和轨迹球，遥控机械臂控制全向动作导管和视觉探头进入支气管。机械臂平台通过气管插管和患者气道联通，全向动作导管很细，前端具备任意方向主动弯曲功能，可顺利通过角度最大的支气管分支到达肺的最外侧。在全新导航技术包括CBCT（锥形束计算机断层扫描）的加持下全向动作导管精准到达目标病灶处。然后医生通过操作通道插入一次性活检工具，完成活检或者其他的诊疗操作。

20. 机器人支气管镜会取代人工手术吗？

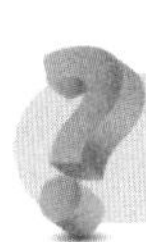

机器人支气管镜就如同机器人外科手术一样，在领域内处于精度和小型化的最前沿，其实机器人外科手术已经成为神经、泌尿科、妇科、心胸外科和许多常规外科手术的成功选择。达芬奇机器人手术系统就发布了操作臂数量的升级版，从而消除了对一名手术助手的需求，这可能会扩展其临床应用。

机器人手术或机器人辅助手术一方面使医生能够比传统技术更快速、更准确、更灵活、更有效执行肺外周尤其是肺微小病变进行活检或者消融；另一方面的优点是，作为机械设备，它们永不疲劳，这样它们就可以不间断地完成工作。当然未来是否实现更复杂的手术类型等仍需要更多时间的探索。但是很长一段时间里，手术机器人的高成本也是要考虑的问题，支气管镜机器人也会是这样。

（唐　飞）

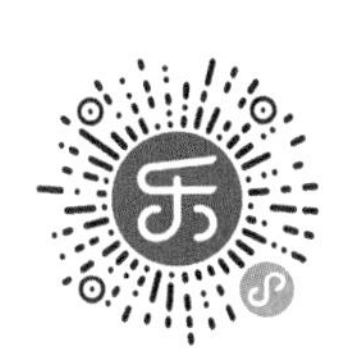

一探究"镜"——聊聊呼吸内镜那些事儿

第一章
认识呼吸道与麻醉

1.什么是呼吸道？

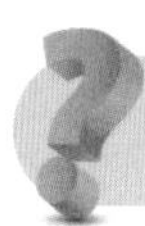

呼吸道是人体呼吸系统的重要组成部分，负责将空气从外界引入肺部，以完成氧气与二氧化碳的交换。呼吸道分为上呼吸道和下呼吸道两部分。

上呼吸道包括鼻、咽、喉这三个部分。鼻子和嘴巴是空气进入身体的入口，鼻毛和黏液在这里起到过滤作用，捕捉灰尘和微生物。接着，空气通过咽部，这是一个既是空气也是食物和水的通道，咽喉部位的会厌软骨在吞咽时关闭，防止食物和水误入气管。

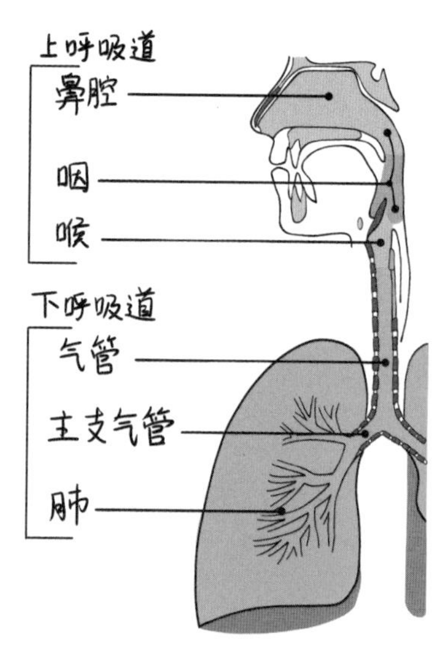

随后空气进入喉部，这里是发声的器官，也是呼吸道最狭窄的部位之一。

下呼吸道从气管开始，气管是一个由软骨支撑的管道，它向下延伸并分为两个主支气管，分别进入左、右肺。支气管继续分支，形成更细小的支气管，直至到达肺泡。肺泡是微小的气囊，是气体交换的

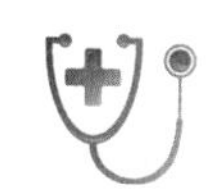

场所，氧气从空气中通过这里进入血液，而二氧化碳则从血液中排出。支气管和肺泡的内壁覆盖着纤毛和黏液，它们共同构成了一个有效的清洁系统，纤毛不断地摆动，将黏液连同黏附的颗粒向喉部移动，使其最终通过咳嗽排出体外。

2. 呼吸道的功能有哪些？

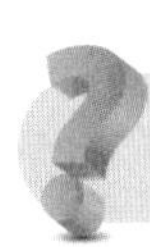

呼吸道作为人体的重要系统，担负着众多功能。上呼吸道的功能有：①加湿、温暖和过滤空气：鼻腔内的鼻毛和黏液腺能够温暖并湿润吸入的冷空气，使其达到接近体温的温度，这样氧气能更有效地通过肺泡壁进入血液，并防止干燥的空气对肺造成损伤；此外还可以捕捉和清除吸入的尘埃、细菌、病毒和其他微粒，起到防御的功能。②声音的产生：喉部含有声带，是发声的主要结构，通过控制气流通过声带，我们可以产生不同音调和音量的声音。③嗅觉功能：鼻腔内有嗅觉受体，它们允许我们感知气味，这是通过嗅觉上皮内的嗅觉细胞实现的。④协助吞咽：咽喉部协调呼吸和吞咽，确保在吞咽时空气不会进入食管，食物不会误入气管。⑤免疫功能：呼吸道还参与身体的免疫反应，能够识别并防御吸入的病原体。

下呼吸道的功能有：①气体交换：氧气通过呼吸道进入肺部，然后通过肺泡进入血液，同时二氧化碳从血液中排出，通过呼吸道呼出体外。②清洁和保护：纤毛是呼吸道内壁上的微小毛发，它们不断地摆动，将黏液和捕捉到的颗粒向喉部移动，使其最终通过咳嗽排出体外。③维持酸碱平衡：通过控制二氧化碳的排出，呼吸道间接参与维持血液的酸碱平衡等。

呼吸道的这些功能对于维持我们的生命至关重要，它们共同工作，确保我们能够顺畅、健康地呼吸。

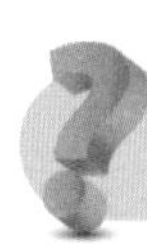

3. 日常生活中如何清洁和保护呼吸道？

在日常生活中，清洁和保护呼吸道是维护健康的重要一环。首先，保持室内空气清新至关重要，定期开窗通风，外界环境污染较重的时候使用空气净化器有助于减少室内空气污染。戒烟戒酒也是必要的，吸烟会严重损害呼吸道健康，酒精会刺激黏膜。避免接触过敏原，如花粉和尘螨，尤其是对于过敏体质的人。加强身体锻炼，尤其是有氧运动，可以增强肺功能，提高呼吸道的抵抗力。饮食方面，应增加富含维生素C和维生素E的食物摄入，以增强免疫力。同时，保持口腔卫生，定期刷牙和使用漱口水。适当增加室内湿度，避免空气过于干燥，可以使用加湿器来调节。避免过度用嗓，保护声带和呼吸道。在空气质量不佳或流感季节时，戴口罩可以防止吸入有害物质和病毒。此外，采取正确的咳嗽和打喷嚏方式，如使用纸巾或肘部遮住口鼻，可以减少病原体的传播。保持心情愉快，减少压力，因为情绪波动也可能影响呼吸道健康。最后，定期进行体检，可以及时发现并处理呼吸道疾病。这些简单的日常习惯，可以有效地清洁和保护呼吸道，从而促进整体健康。

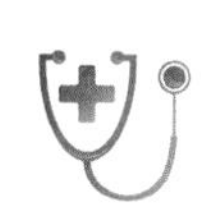

4. 不同年龄段的儿童和成人在预防呼吸道疾病上要注意哪些?

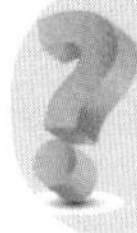

不同年龄段的儿童和成人在呼吸道疾病预防方面需要采取不同的措施。对于婴幼儿，由于他们的免疫系统尚未发育成熟，应避免接触感冒等呼吸道疾病患者，避免接触烟草、烟雾和有刺激性的气体，保持良好的室内通风。家长应定期给孩子洗手，尤其是在触摸公共物品后，以减少病原体的传播。对于学龄前儿童，除了上述措施外，还应教育他们不要随意触摸口、鼻、眼，教会他们正确的咳嗽和打喷嚏的方式，如使用纸巾或肘部遮住口鼻。学龄儿童应继续培养良好的个人卫生习惯，同时鼓励他们进行适量的体育活动，增强身体抵抗力。对于成人，除了维持良好的个人卫生和健康生活方式外，还应注意办公和家庭环境中的空气质量，定期进行体育锻炼，保持适宜的工作压力和生活平衡，避免过度疲劳。此外，成人应定期进行体检，特别是对于有慢性呼吸道疾病如哮喘、慢性阻塞性肺疾病（COPD）的患者，应遵循医嘱，按时服药，并学会疾病自我管理。老年人由于身体功能逐渐下降，更易受到呼吸道疾病的影响，

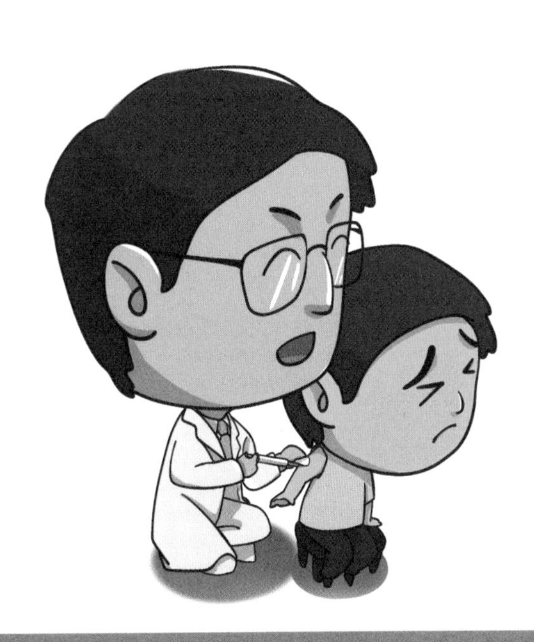

因此除了上述措施外，还应重视营养摄入，接种预防性疫苗如流感疫苗和肺炎疫苗，在寒冷季节注意保暖，避免受凉。这些针对性的预防措施，可以有效降低不同年龄段人群呼吸道疾病的发生风险。

5.肺部疾病和气道疾病是一个概念吗？有哪些关联？

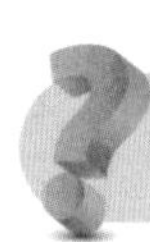

肺部疾病和气道疾病并不完全是一个概念，但它们之间存在密切的关联。肺部疾病是指影响肺部组织的病变，包括肺泡、肺间质、肺血管等结构的疾病，如肺炎、肺结核、肺纤维化、肺癌等。这些疾病可能导致肺功能下降，影响氧气的交换能力。

气道疾病则主要涉及气道，即从喉部到肺部的呼吸道，包括气管、支气管等。常见的气道疾病有哮喘、慢性阻塞性肺疾病（COPD）、支气管炎等。这些疾病通常会导致气道炎症、气道高反应性或气道阻塞，影响正常的呼吸。

尽管肺部疾病和气道疾病影响的部位和病理特点不同，但它们之间存在相互影响。例如，气道疾病如COPD和哮喘可能进一步损害肺组织，导致肺功能下降。反过来，肺部疾病也可能影响气道，如肺炎可能导致气道炎症和狭窄。此外，一些疾病可能同时影响肺部和气道，如某些类型的肺炎和肺结核。

在治疗和预防上，两者也有相似之处。戒烟、避免空气污染、接种疫苗、增强免疫力、保持良好的呼吸道卫生等措施对于预防和控制肺部疾病和气道疾病都非常重要。同时，对于已经患有这些疾病的患者，及时规范的治疗、定期的肺功能检测、呼吸康复训练等

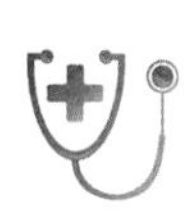

也是重要的治疗手段。

6. 气道疾病都需要做支气管镜吗？

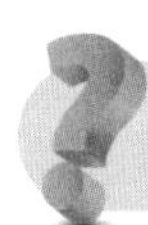

气道疾病是否需要进行支气管镜检查取决于具体的病情和诊断需求。适合用支气管镜检查的一些气道疾病包括：①慢性咳嗽：如果常规检查无法确定咳嗽原因，支气管镜可以帮助发现气道内的异常情况，通常不明原因咳嗽大于两周可建议行支气管镜检查。②咯血：支气管镜可用于定位出血源，特别是当胸部X线或CT扫描结果不明确时。③气道异物：如果怀疑有异物卡在气道中，支气管镜可以直接观察并可能取出异物。④气道狭窄或阻塞：支气管镜可以评估狭窄的程度和性质，对于指导治疗计划至关重要。⑤肺癌的诊断和分期：支气管镜可以用来观察肿瘤的位置和大小，进行活检，以及评估肺癌对气道的影响。⑥感染性疾病：对于某些难以诊断的呼吸道感染，支气管镜可以帮助获取深部分泌物样本进行培养。

然而，支气管镜是一种侵入性检查，存在一定的风险，比如感染、气道损伤或出血等，并且并非所有气道疾病都需要进行支气管镜检查。对于许多常见的气道疾病，如哮喘、慢性阻塞性肺疾病（COPD）和典型的急性支气管炎，通常可以通过病史、体检、胸部X线或CT扫描、肺功能测试等非侵入性方法进行诊断和管理。

因此，是否进行支气管镜检查应由主诊医生根据患者的具体症状、体征、初步诊断和治疗反应来决定。在一些情况下，支气管镜可以提供关键的诊断信息，而在其他情况下，非侵入性检查或观察性治疗可能更为合适。

7. 做支气管镜到底难不难受?

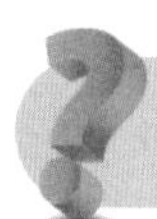

做支气管镜检查是否难受因人而异，但多数情况下患者可能会感到不适。支气管镜是一种介入检查技术，通过将一根细管插入患者的气道来观察气管和支气管内部情况。在局麻下进行的支气管镜检查中，患者可能会在支气管镜通过声门时感到干咳和不适，整个过程中可能会持续有异物感。尽管局麻药物可以减轻不适，但患者在检查结束后仍可能感到咽喉部位的不适。有些患者可能会在检查后咳出带血的痰，这通常是由于活检时的微小创伤造成的，一般无须过度担心。对于特别敏感或无法耐受局麻的患者，可以选择在全麻下进行无痛支气管镜检查，以减少不适感。医生的操作技巧和麻醉的充分性也是影响患者不适感的重要因素。患者可以通过与医生的沟通和适当的心理准备，来缓解对检查的恐惧和不适。

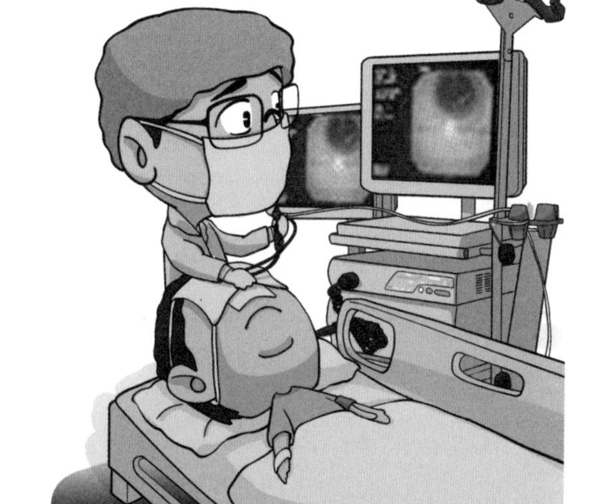

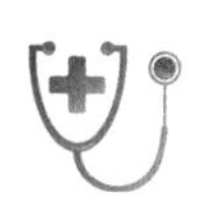

8. 麻醉相当于睡一觉吗?

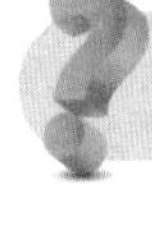

麻醉并不等同于“睡一觉”。麻醉是一种医学操作，旨在通过药物使患者在手术或某些医疗检查过程中失去知觉，以避免疼痛和不适。支气管镜操作使用的麻醉可分为局部麻醉（局麻）、镇静麻醉和全身麻醉（全麻）。在局部麻醉和镇静麻醉中被检查者多多少少是有意识的、有感知的，而全身麻醉是通过吸入麻醉剂和全身静脉用药的联合作用使患者在整个手术过程中处于无痛、无意识的状态。全麻药物可以包括镇静剂、镇痛剂和肌肉松弛剂，这些药物共同作用，使患者在手术期间不会感到疼痛，也不会记得手术过程。

全麻下的患者虽然看起来像是在睡眠中，但他们的生理功能（如呼吸和心跳）可能需要通过医疗设备进行支持和监控。全麻结束后，患者会逐渐从药物效果中恢复，但这个过程可能伴随有短暂的困惑、嗜睡或其他短暂的副作用。

9. 局部麻醉是什么样的?

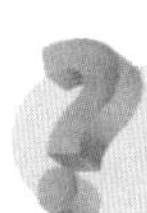

在进行支气管镜检查前，医生会使用局部麻醉药物来麻醉患者的咽喉部位，以减少支气管镜通过时可能引起的咳嗽和呕吐反射。这种麻醉通常是通过喷雾形式的麻醉药物直接喷洒到咽喉部，或者通过注射的方式将药物注入颈部的适当位置来实现。在麻醉药物的作用下，患者会感觉到咽喉部有轻微的麻木感，这种感觉可以持续几分钟到几小时不等，具体取决于所使用的麻醉药物类型和剂量。尽管局部麻醉可以减轻不适，但患者在整个检查过程中仍然保持清醒。

10. 镇静麻醉是什么样的？

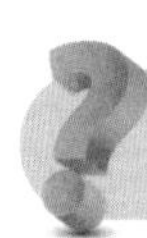

支气管镜的镇静麻醉是一种通过药物减轻患者在进行支气管镜检查时的焦虑和不适的方法。这种麻醉通常是使用镇静剂，如苯二氮卓类药物或丙泊酚等，这些药物可以帮助患者放松，减少焦虑感，有时甚至可以达到一种“半睡半醒”的状态，使患者在检查之后对操作记忆模糊或完全不记得。镇静麻醉与局部麻醉不同，后者主要针对特定部位的感觉丧失，而镇静麻醉更多是降低患者的意识水平和焦虑感。

在支气管镜镇静麻醉中，医生会密切监测患者的生命体征，如心率、血压和氧饱和度，以确保患者在检查过程中的安全。镇静麻醉的深度可以根据患者的反应和检查的需要进行调整。镇静麻醉通常由麻醉医生或有经验的医疗专业人员进行管理，他们会根据患者的体重、健康状况和对药物的反应来调整药物的剂量。

值得注意的是，镇静麻醉后患者可能会有短暂的恢复期，在此期间患者可能会感到困倦或有些迷糊，因此，通常需要有人陪同患者在麻醉后回家，并在其恢复期间提供必要的照顾。此外，镇静麻醉也存在一定的风险，包括过敏反应、呼吸抑制或心脏问题等，虽然这些风险相对较低，但医生会在检查前对患者进行全面评估，以

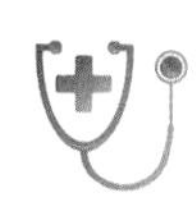

确保镇静麻醉的安全性。

11.全身麻醉是什么样的?

支气管镜的全身麻醉能使患者达到在检查过程中完全失去知觉和痛觉的状态。这种麻醉由麻醉医生实施，通常使用吸入性麻醉剂或静脉麻醉药，有时两者结合使用，以达到足够的麻醉深度。在全麻状态下，患者的自主呼吸会受到抑制，因此需要通过机械通气来辅助或完全控制呼吸。

全麻开始时，麻醉医生会给患者吸入或静脉注射麻醉药物，患者会逐渐进入睡眠状态。在整个支气管镜检查过程中，患者对外界没有反应，不会感受到任何不适或疼痛。为了确保患者安全，麻醉医生会持续监测患者的生命体征，包括心率、血压、氧饱和度和二氧化碳水平，并根据需要调整药物剂量。

全麻的恢复期需要在麻醉医生的监督下进行，因为患者从麻醉状态苏醒可能需要一段时间，苏醒后可能会有短暂的意识模糊或定向障碍。全麻后的患者通常需要在复苏室观察一段时间，直到呼吸和意识完全恢复，才能离开医疗设施。

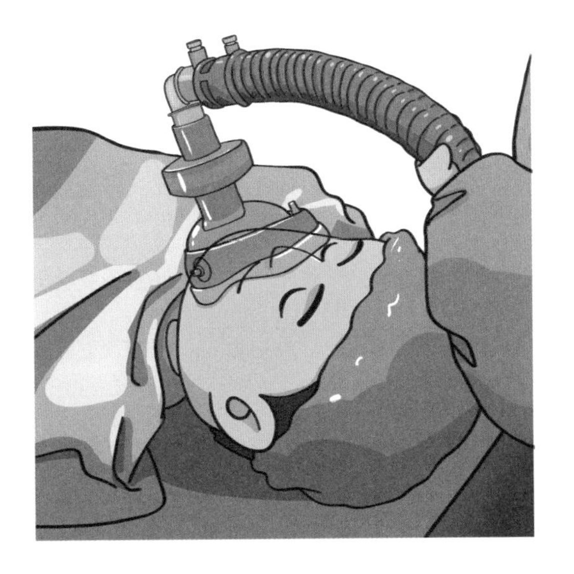

相比局部麻醉或镇静麻醉，全麻能提供更高的

舒适度，特别适合那些对支气管镜检查极度焦虑、无法配合的患者，或者需要进行复杂操作的支气管镜检查。然而，全麻也伴随有更高的风险和成本，包括过敏反应、呼吸困难、心脏问题等，因此在决定使用全麻之前，医生会综合考虑患者的整体健康状况和手术需求。

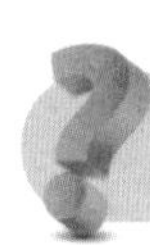

12. 支气管镜检查中不同的麻醉各有什么优缺点?

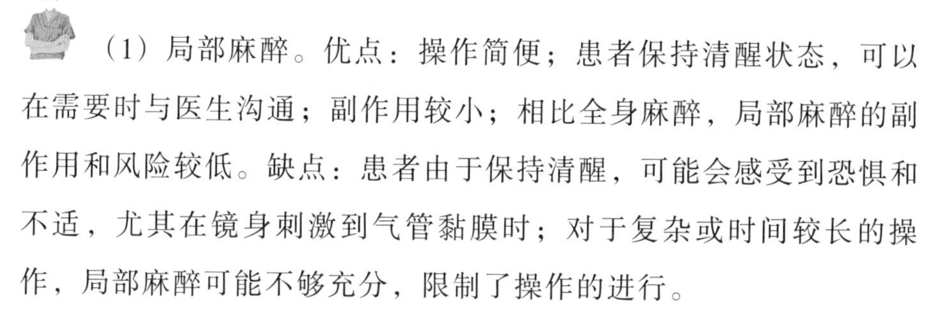

（1）局部麻醉。优点：操作简便；患者保持清醒状态，可以在需要时与医生沟通；副作用较小；相比全身麻醉，局部麻醉的副作用和风险较低。缺点：患者由于保持清醒，可能会感受到恐惧和不适，尤其在镜身刺激到气管黏膜时；对于复杂或时间较长的操作，局部麻醉可能不够充分，限制了操作的进行。

（2）镇静麻醉。优点：与局麻相比可减轻患者的焦虑和不适，可做一些相对复杂的操作；患者处于半睡半醒状态，对检查过程记忆模糊。缺点：需要麻醉医生的密切监护；可能存在过度镇静的风险；恢复期间可能需要陪同。

（3）全身麻醉。优点：患者体验舒适，整个过程中无意识，不会有恐惧或不适感；操作便利，医生可以在没有患者运动或呛咳反应的情况下进行操作，尤其适合复杂或长时间的诊疗。缺点：风险较高，全身麻醉可能引起呼吸抑制、心血管并发症等风险；患者术后可能需要更长的恢复时间，并且可能存在术后谵妄等并发症；全身麻醉的药物和监测设备成本较高。

在实际操作中，医生会根据患者的具体情况（如是否有心肺疾

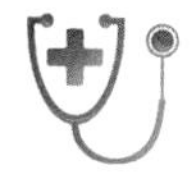

病、对麻醉药物的耐受性等）、操作的复杂程度以及患者本人的意愿来选择最合适的麻醉方式。例如，对于儿童、有严重心肺疾病的患者或者进行特殊操作（如电磁导航支气管镜检查）的患者，医生可能更倾向于选择全身麻醉，而局部麻醉则可能适用于能够配合操作且对全麻有禁忌的患者。

13. 在进行支气管镜检查前，也需要专门的麻醉评估吗?

在进行支气管镜检查前，医生会通过询问一系列问题来评估患者的整体健康状况和手术风险，以确定患者是否适合进行此项检查，尤其是全身麻醉，需要术前评估，医生可能会询问的一些问题包括：是否存在心脑血管疾病，如果存在，是否在急性期；是否接受过麻醉，是否存在药物过敏的情况；正在用什么药物，尤其是抗凝药物，术前是否已经停药，停药多长时间了；是否有亲属或监护人陪同，术前是否签署知情同意书等。医生还会查阅患者的术前检查，如心电图、血常规、生化、血凝以及免疫等是否存在麻醉禁忌。

通过这些评估步骤，麻醉医生可以最大限度地减少麻醉风险，确保患者安全舒适地接受支气管镜检查。对于仅接受局部麻醉的患者，虽然可能不需要如此详细的麻醉评估，但医生仍会询问患者基本的健康状况和药物使用情况，以确保检查的安全性。

14. 在支气管镜检查中使用全身麻醉是最佳选择吗？

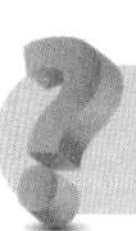

在支气管镜检查中使用全身麻醉并非对所有患者都是最佳选择，这取决于患者的个体情况、检查的复杂性、患者的偏好以及可能的风险和并发症。对于极度焦虑、无法配合或需要复杂操作的患者，全身麻醉可以提供无痛和无意识的舒适体验，从而成为合适的选择。然而，它也伴随着更高的风险、更长的恢复时间和更多的成本。因此，医生会根据患者的健康状况、检查需求和个人偏好，综合评估并选择最合适的麻醉方式，以确保患者的安全和舒适。

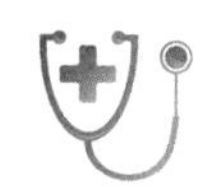

15. 全身麻醉会不会影响记忆力，会不会让人变笨？

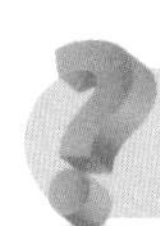

全身麻醉（简称“全麻”）通常不会长期影响记忆力或智力。虽然在麻醉药物作用期间，患者会经历意识丧失和记忆缺失，这可能会导致对手术或检查过程没有记忆，但这些效应是暂时的。随着药物在体内的代谢和清除，患者的意识和记忆功能会逐渐恢复。目前没有科学证据表明

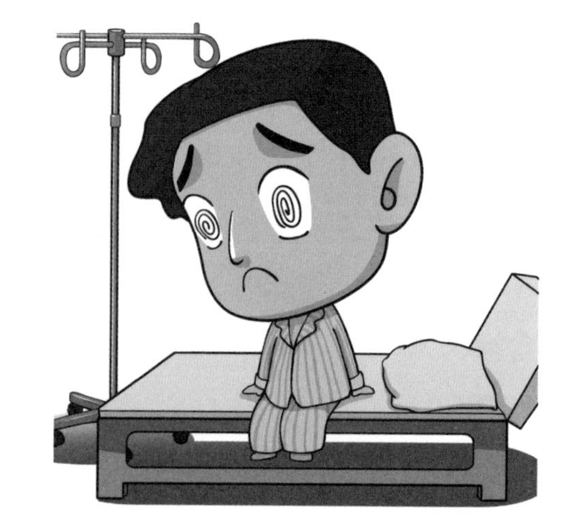

全麻会导致长期的认知功能下降或使人“变笨”。然而，个别人在麻醉后可能会经历短暂的精神错乱或记忆问题，这些通常是暂时性的，会在几小时到几天内自行恢复。对于婴幼儿和老年人，全麻的神经毒性问题仍在研究之中，但对大多数成人而言，全麻被认为是安全的。

16. 全身麻醉有哪些常见的并发症需要特别注意？

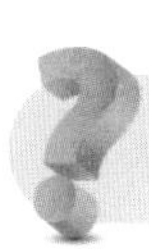

在支气管镜检查中全身麻醉虽然可以减少患者的不适和焦虑，但也伴随着一些需要特别注意的常见并发症，比如心血管并发症，麻醉药物可能会引起心率和血压的波动，甚至可能导致心律失常或心搏骤停。因此，术前评估患者的心脏状况，以及术中对患者进行心电监护是至关重要的。全麻也可能引起呼吸道并发症，包括喉痉挛、支气管痉挛、呼吸道梗阻等。这些情况可能由于麻醉药物的副作用、气道的直接刺激或患者对麻醉药物的过敏反应引起。处理喉痉挛时可能需要面罩加压给氧、加深麻醉或使用肌肉松弛药。全麻也可能导致反流误吸，在镇静状态下，患者的咽喉反射可能被抑制，导致口腔内分泌物或胃内容物可能反流并误吸入呼吸道，引起吸入性肺炎，因此，患者必须严格禁食、禁饮。极少数患者可能对麻醉药物产生过敏反应，医生术前需要仔细询问患者有无药物及麻药过敏史，并在术中进行适当监测和准备必要的急救措施。另外还有一些支气管镜操作可能带来并发症，比如出血、气胸等。

为了降低这些并发症的风险，医疗团队需要进行详尽的术前评估，制订周密的麻醉计划，并在术中提供密切的监测和护理，任何异常情况都应及时被识别和处理。

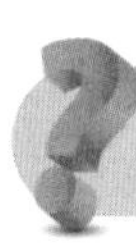

17. 全麻支气管镜检查术后多久能够苏醒？

全麻支气管镜检查术后患者的苏醒时间一般从几分钟到几小时不等，具体时间取决于所使用的麻醉药物种类、剂量、患者的个体差异以及麻醉师的技术等因素。年轻且无基础疾病的患者可能在1~2小时苏醒，而年纪较大或有基础疾病的患者苏醒时间可能更长。在某些短时手术中，使用静脉全麻后，患者可能在半小时到一小时内苏醒。一旦患者意识恢复、生命体征稳定，且能够按照指令作出反应，即可视为苏醒。麻醉医师会在术中和术后严密监护患者状态，并根据患者的具体情况调整治疗方案，以确保其安全和舒适的苏醒过程。

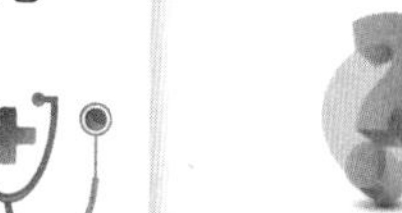

18. 支气管镜检查后出现发热的原因是什么？

支气管镜检查后患者出现发热也是一种常见现象，具体原因可能是支气管镜检查过程中的物理刺激或生物因素导致，比如检查时对气道黏膜的轻微损伤，引起的局部炎症；身体对外来物体气管镜的免疫反应；检查中可能进行的活检或治疗操作，这些操作可能导致组织损伤和炎症；以及极少数情况下，由感染引起的，尤其是存在细菌或病毒的感染风险。大多数情况下，发热是轻微、暂时性的，可以通过休息、补液和必要时的退热药物治疗进行对症处理。但如果发热持续或伴随其他症状，如寒战、出汗、咳嗽加重或呼吸困难，患者应及时就医以排除感染或其他并发症的可能性。

19. 支气管镜检查术后饮食有哪些需要特别注意的?

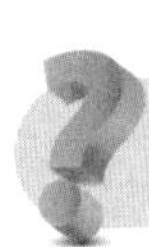

支气管镜检查术后不能直接进食，局部麻醉的患者术后2小时内应避免进食和饮水，以减少误吸的风险；全麻患者可能需要更长时间，通常是术后3~6小时。进食的饮食应特别注意温和、易消化，避免刺激性食物，以减少对咽喉部可能已经受到的轻微刺激或损伤的影响。在麻醉或镇静作用消退后的初期，患者可能会感到喉咙痛或吞咽困难，因此建议选择流质或半流质食物，如稀粥、蛋羹、奶昔等。同时，应该避免热饮，因为热的食物或饮料可能加剧咽喉不适。此外，患者应保持充足的水分摄入，这有助于稀释痰液并促进恢复。患者随着恢复情况的改善，可以逐步过渡到正常饮食，如果术后出现吞咽困难或其他不适，应及时咨询医生。

20. 支气管镜检查术后出现全身酸痛，和麻醉有关系吗?

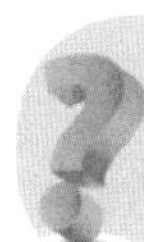

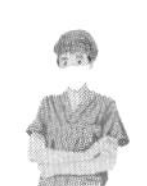

支气管镜检查术后患者出现全身酸痛可能与多种因素有关，

不一定直接与麻醉相关。这种酸痛可能是由于患者在检查过程中因为紧张或不适而不自觉地紧张肌肉，导致肌肉疲劳，或是检查后身体对治疗过程的一种自然反应。此外，如果患者在检查过程中需要采取特殊体位，长时间保持同一姿势也可能引起肌肉酸痛。对于接受全身麻醉的患者，术后的肌肉酸痛也可能与麻醉药物的副作用有关，尽管这种情况较为少见。患者如果全身酸痛伴随发热、严重不适或持续时间较长，应及时咨询医生，以排除其他并发症或进行必要的治疗。通常情况下，这种酸痛是暂时性的，可以通过休息、温和的肌肉放松活动和必要时使用非处方止痛药来缓解。

（王丽娜）

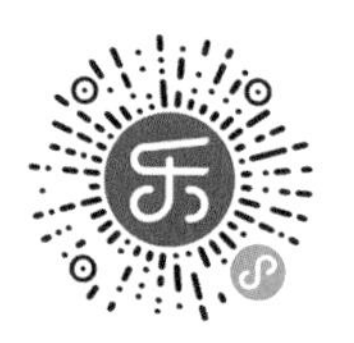

一探究“镜”——带您了解呼吸道与麻醉

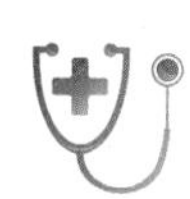

第二章
支气管镜加超声能做什么?

1. 什么是超声支气管镜?

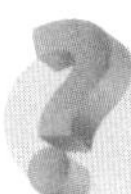

超声支气管镜(EBUS)是一种在支气管镜前端安装超声探头,附带有如B超、彩色能量多普勒、能量超声、弹性成像等功能,可在实时超声引导下行气管、支气管旁病变穿刺活检的设备。

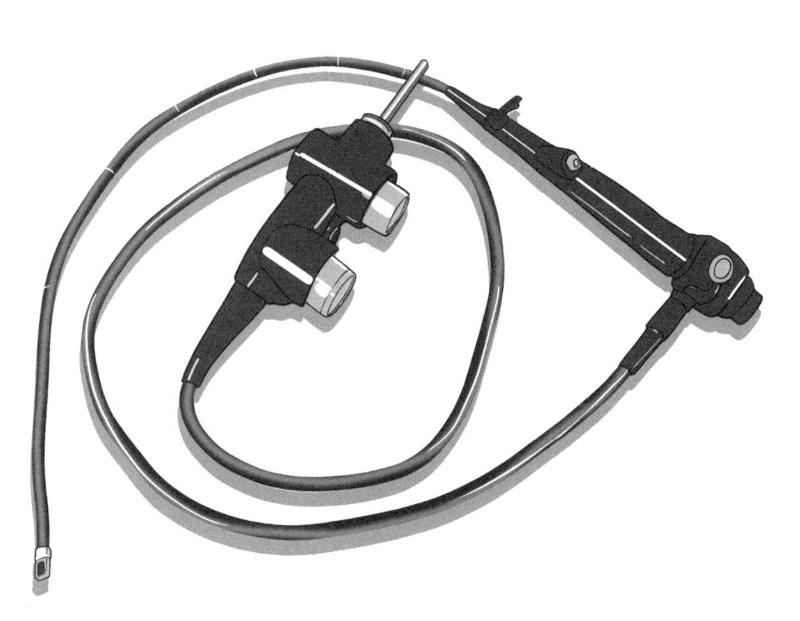

2. 超声支气管镜和普通支气管镜有什么不同?

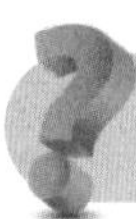

相比普通支气管镜，超声支气管镜更高级、设备更昂贵、检查费用及技术要求更高。普通支气管镜主要针对气道腔内病变，而超声支气管镜主要是对气道腔外病变进行穿刺活检和治疗。

3. 超声支气管镜有哪些分类?

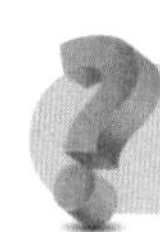

根据超声探头的外形可分为两种。一种是中央型超声探头，学名扇形超声，俗称“大超”，相当于在支气管镜前端加了超声探头。“大超”体型略大，用于观察大气道周围的病变。另一种是外周型的探头，学名是径向超声，也称为“小超”。目前最细的探头直径大概是1.4毫米，可以通过气管镜的钳道送入气道内，用于观察肺外周小气道的病变。

4. 超声支气管镜的作用有哪些?

超声支气管镜利用探头贴于气道壁，移动并进行超声扫描，能够发现病灶，并进一步测量病灶的大小、内部血流、相对软硬度等，然后在超声实时监测下进行穿刺活检，最终帮助明确诊断。在

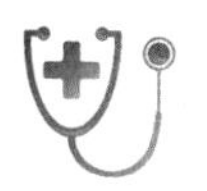

临床上，穿刺活检（EBUS-TBNA或TBLB）技术可以诊断气管周围或者肺内病灶性质，帮助肺癌的胸内淋巴结分期，进行肺癌手术及放疗、化疗前后的评估等，还可以进行支气管旁脓肿或囊肿的抽吸、注药等。

5.超声支气管镜的禁忌证有哪些?

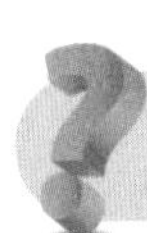

超声支气管镜检查的禁忌和普通支气管镜大致相同，如严重的心肺功能障碍、活动性大咯血、主动脉夹层、严重凝血功能障碍等，但在临床上，很多禁忌证已成为相对禁忌了。

6.超声支气管镜有哪些并发症?

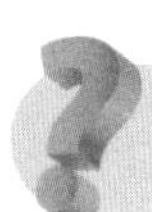

超声支气管镜的主要作用是引导穿刺活检，其检查中、检查后可能出现的并发症分为感染性并发症、出血性并发症、发热、气胸、穿刺部位出现炎性肉芽肿、淋巴结炎、黏膜损伤、心血管事件、呼吸衰竭、低氧血症等，其中出血性并发症更常见，但感染性并发症可能更严重。日本呼吸内镜协会针对EBUS-TBNA并发症所做的一项全国范围内调查，分析总结了EBUS-TBNA的相关并发症，除上述所提到的并发症外，还有呼吸衰竭，心血管并发症如心律失常、高血压、肿瘤破裂、气道阻塞加重、支气管哮喘发作、器械损害等。

7.超声支气管镜检查需要全麻吗?

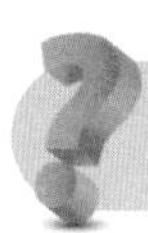

超声支气管镜检查和普通支气管镜检查一样，可以选择全身麻醉、局部表面麻醉，也可以选择轻度的镇静镇痛、保留自主呼吸的无痛麻醉方式，具体根据患者耐受条件及病情需求决定。当然，身体条件允许的患者还是适合选择全身麻醉，由于会涉及穿刺活检，这样在检查过程中会更加方便、舒适、无痛苦，检查医生因避开了患者的不适反应，操作起来也更加得心应手，有利于提高检查的成功率和诊断率。

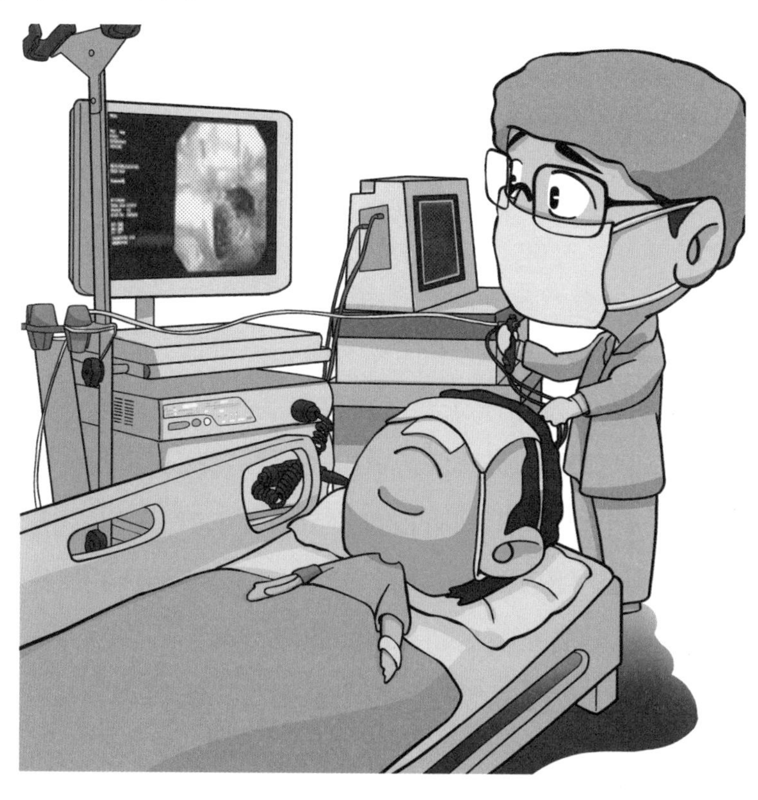

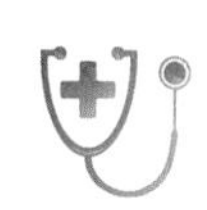

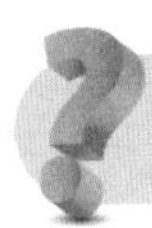

8. 女性生理期能否行超声支气管镜检查?

理论上是可以的，但是不建议，因为女性在生理期免疫力弱、耐受性差，应尽可能避开这个时间行超声支气管镜检查。

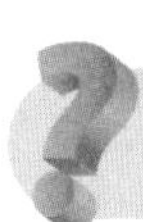

9. 超声支气管镜检查有哪些优点?

超声支气管镜检查的最大优势是在实时监视下进行穿刺活检，因此安全性好、诊断率高、准确性高，且患者局麻下也可耐受，有创伤性小、价格合理等优点，在临床上得到广泛应用。

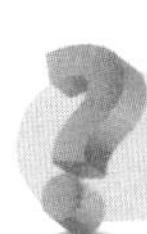

10. 超声支气管镜有哪些缺点?

相比普通支气管镜，超声支气管镜对操作技术要求更高，一般医生需要进行严格培训后方可操作。超声支气管镜因其前端加装了超声探头，插入部相对变粗，可弯曲角度变小，因此很多位置高、病灶深的地方难以取材。另外因设备本身昂贵，检查操作费用及维修成本也相应较高，很多基层医院开展困难。

11. 超声支气管镜检查需要多少钱?

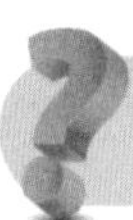

一般在超声支气管镜检查前需要行普通支气管镜检查，其价格在600元左右，根据是否行肺泡灌洗、黏膜活检等适当增减。联合超声支气管镜检查一般在3000元左右，如果是全麻下进行需增加800元左右的麻醉费用，具体需要结合就诊医院级别、检查是否有并发症处理等因素决定。

12. 超声支气管镜会产生辐射危害吗?

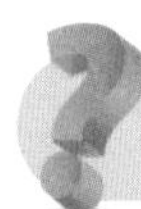

不会。超声支气管镜检查如同在气管内做B超，其设备本身不含任何放射性物质，对人体是没有辐射损伤的。

13. 肺外周病变也可以用超声支气管镜获取标本吗?

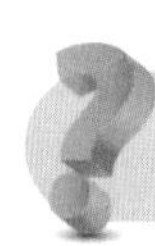

当然可以。首先支气管镜可以对弥漫性肺外周病灶进行肺泡灌洗、刷检，从而获取病原学及细胞学标本，也可以行传统经支气管肺活检或冷冻肺活检等方式获取组织病理诊断。对于肺外周小结节，特别是磨玻璃结节，过肺组织多的，传统经皮穿刺难度大，可以选择在径向超声探头引导下联合导航支气管镜及引导鞘管，有效获取组织病理，甚至行肺结节局部消融治疗。

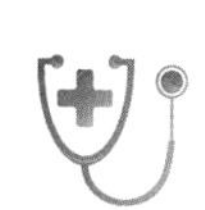

14.如何选择超声支气管镜与纵隔镜?

二者都可以进行纵隔病变检查，传统纵隔镜检查获取的组织标本更大，但其需要在全麻下进行，创伤性更大，检查费用更高，且因纵隔周围重要脏器多，其检查风险也高，很多医院都没开展。而超声支气管镜检查具有微创、简便、安全等优势。相关报道显示，超声支气管镜与纵隔镜具有互补性，对于纵隔淋巴结异常的肺癌患者应先行EBUS-TBNA术，对于结果阴性或者病理不能分型者，仍需行纵隔镜确诊。纵隔镜目前仍是诊断纵隔疾病及肺癌纵隔淋巴结分期的“金标准”，但EBUS-TBNA对其发起了挑战，不过仍缺乏多中心、大数据的随机对照研究。

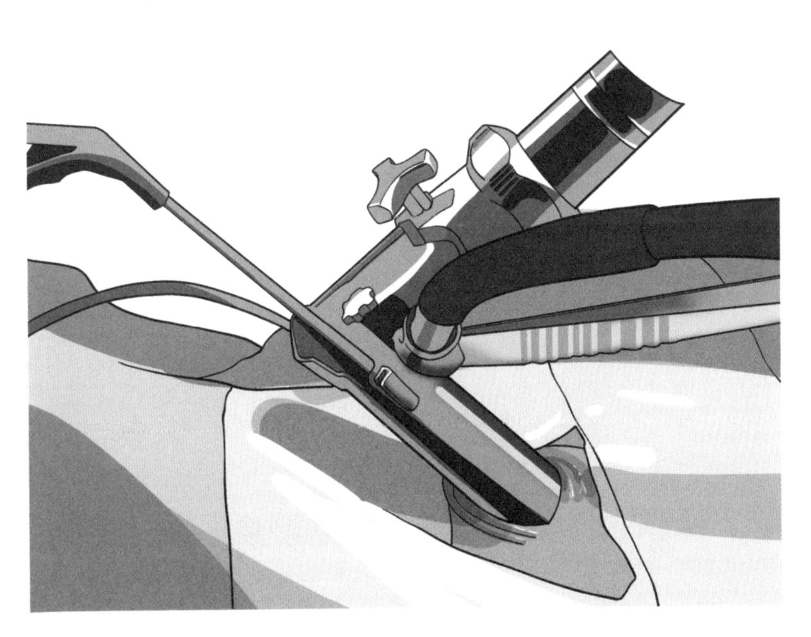

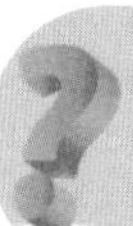

15. 有没有可以替代超声支气管镜的技术或者设备呢?

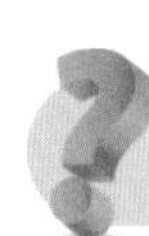

有的。但是每一种技术或设备都有自身独特的优缺点。超声支气管镜主要作用是经气管、支气管对气道管外病灶进行超声实时扫描识别并进行穿刺活检。前面也提到，对于气道外病变也可以行纵隔镜检查，但是它有缺点，如费用高、创伤大、需要全麻等。此外胸外科也可以通过胸腔镜技术诊断纵隔病变，这也是一种微创手段，需要在全麻下进行，对于EBUS难以达到的纵隔内或支气管旁病变，胸腔镜视野更广。

16. 超声支气管镜是不是一定能帮助明确诊断呢?

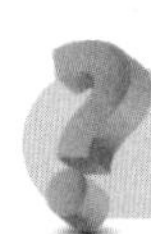

当然不是。首先超声支气管镜也有自己的局限性，对于一些位置高、偏，距离支气管镜远，血管遮挡等的病例，就难以用EBUS-TBNA进行诊断；其次即使穿刺到淋巴结，同一个淋巴结不同区域有可能对实际诊断的意义是一样的。

17. 超声支气管镜能不能做镜下治疗?

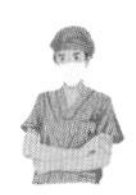

当然可以。通过EBUS-TBNA，可以抽吸管外的囊液或脓液，

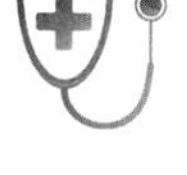

解除气道外压性狭窄，缓解患者闷喘症状。此外也可以通过穿刺针向病灶内精准注射治疗性药物，也可以向肿瘤组织内植入放射性粒子等。

18. 超声支气管镜在安徽省开展情况如何？

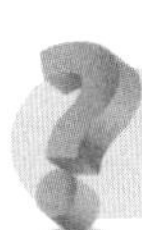

超声支气管镜检查是一项比较实用的技术，我国最早在2008年就引进使用。10年前在安徽省只有几家医院开展，现如今已相继发展至近二十家医院开展了这项技术，其中甚至有很多基层县级医院投入使用，满足了多学科临床诊治的需求，而且目前未发现一起恶性并发事件。相信这也会为更多有需求的患者解决就医难题。

（查显奎）

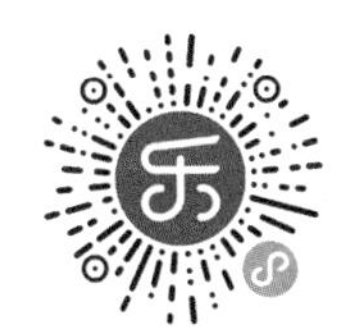

一探究“镜”——带您了解超声支气管镜

第三章
气道里的不速之客：异物的识别与取出

1. 什么是气管支气管异物？

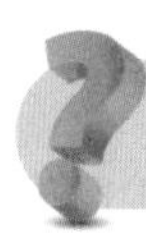

气管支气管异物是指不正常的物体进入气管或支气管的情况。正常人体的气管支气管是一个空腔，但由于某些因素，外界的物质不小心进入气道或支气管内，形成嵌顿等无法自行咳出，进而出现气管支气管的异物。气管支气管异物是一种常见的临床急症，这种情况可以发生在任何年龄段的人群中，但儿童特别是5岁以下的婴幼儿更为常见。除此之外，由于近年来人口老龄化的加剧，老年人也成了气管支气管异物的高发群体。

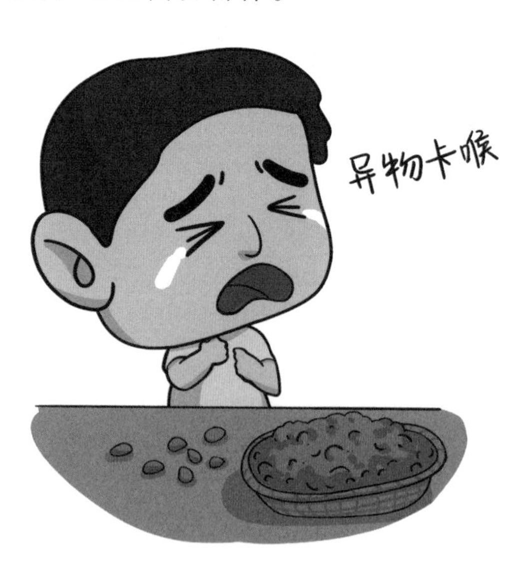

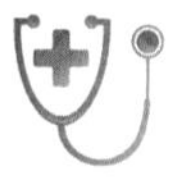

2. 气管支气管异物高发的人群有哪些?

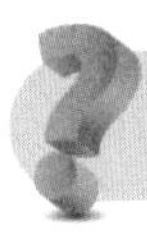

气管支气管异物高发的人群是老年人和儿童，但在普通人群中也有一定的发病率，比如儿童，特别是5岁以下的幼儿，由于正处于口腔探索期，喜欢将物品放入口中，加上咀嚼和吞咽功能尚未完全成熟，就成为气管支气管异物最常见的受害者。老年人由于牙齿脱落、咀嚼功能减退和吞咽反射不灵敏，在生活中同样面临一定的意外风险。除此之外，一些特定的职业人群，比如机械师、木匠或实验室工作人员等，由于可能在工作中频繁接触小零件等，增加了在工作中吸入异物的风险；一些认知功能障碍患者，比如老年痴呆的患者，由于无法正确判断物品的安全性，也增加了吸入异物的可能性。还有一些快速进食者，尤其进食时分心，导致食物未被充分咀嚼就匆忙吞咽，也容易吸入异物。

3. 哪些原因会导致气管支气管异物的发生?

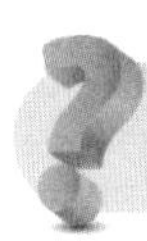

导致气管支气管异物的原因有很多，主要包括：①生理方面，儿童由于咳嗽反射和自我保护能力尚未发育完善，因此在哭闹、咳嗽或者说笑时容易吸入异物；老年人由于年龄的增长，吞咽反射功能减弱，也容易将异物吸入气道。②不良的生活习惯因素，包括吃饭时注意力不集中、大声说笑、吃饭过快等，也容易导致气道异物的误吸。另外有些工作中的人，喜欢将一些小物件含在嘴里，比如一些针、钉、纽扣等，这也给误吸增加了风险。③某些特殊的疾病，特别是导致认知功能下降的疾病，比如老年痴呆，患者由于认知功能下降，生活中也容易发生误吸。④某些特殊的身体状态，比如醉酒后呕吐物、上呼吸道手术时某些医疗零器件或切除的组织滑脱引起误吸等。

4.常见的气管支气管异物的种类有哪些？

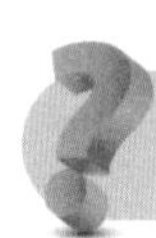

气管支气管异物的种类繁多，目前临床上常见的有：①植物性异物：约占全部呼吸道异物的80%左右，这类异物常见的是花生、瓜子、豆类等，尤其是花生米，由于其含有的游离脂肪酸，易引起气道黏膜的炎症反应。②动物性异物：常见的有牙齿、骨块、鱼刺等，相较于植物性异物，动物性异物在气管支气管异物中占比较少。③矿物性异物：包括金属制品、石子、玻璃等，在气道黏膜上所受的刺激及反应最轻。④食物类异物：这是成人中最常见的气道异物种类，占70.17%左右，常见的是干辣椒皮、骨头、坚果等。⑤工业制品及牙齿（主要是假牙）：工业制品和假牙也是常见的气管支气管异物，尤其是老年人群体中。⑥其他异物：比如一些儿童爱玩的小玩具或玩具零件等，由于儿童喜欢将这些物品放入口中，因此也容易造成误吸。

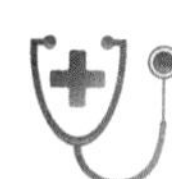

5. 气管支气管异物发生后会有哪些症状？

气管支气管异物发生后引起的症状可以分为以下几个阶段：①异物进入期。异物经过声门进入气管时，患者往往会有憋气和剧烈咳嗽的反应。如果异物嵌顿于声门，可能会发生极度呼吸困难，严重的甚至窒息死亡；若异物进入更深的支气管内，可能只有轻微咳嗽甚至没有明显的症状。②安静期。异物吸入后可停留在支气管内的某一处，此时患者可能无症状或仅有轻微咳嗽，此期的长短与异物性质及感染程度有关。③刺激期或炎症期。由于异物的局部刺激、继发炎症或支气管堵塞，患者可能出现咳嗽、喘息等症状，以及肺不张、肺气肿的体征。④并发症期。随着炎症的发展，患者可能会出现支气管炎、肺炎、肺脓肿或脓胸等严重并发症，表现为高热、咳嗽、脓痰、胸痛、咯血、呼吸困难等。

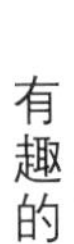
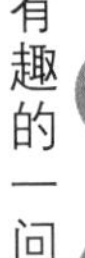
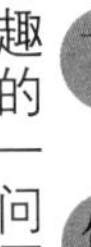
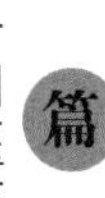

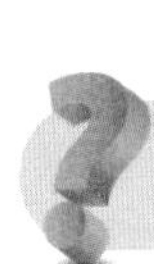

6. 气管支气管异物的危害有哪些？

主要有：①窒息风险：气管支气管异物可能导致气道完全阻塞，引起急性窒息，需要立即采取急救措施。②呼吸困难：较大的异物通常会引起呼吸困难，患者往往会有呼吸急促、喘闷明显等症状，严重影响生活。③气道炎症和感染：异物刺激可引发局部炎症，甚至可能发展为慢性支气管炎，并且异物还可能携带细菌，引起局部或全身性感染。④肺不张和肺气肿：异物阻塞气道可导致远

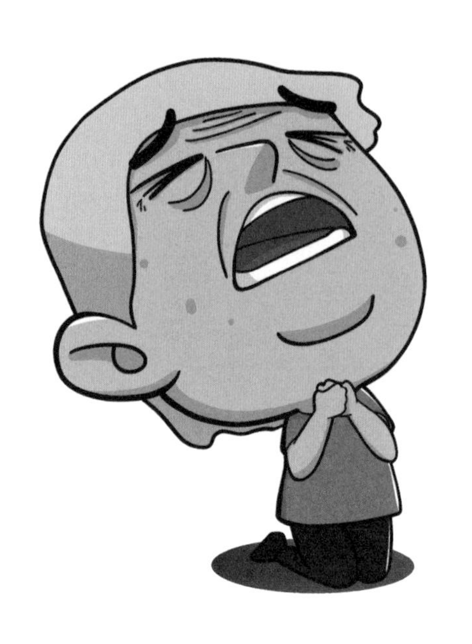

端肺组织萎缩（肺不张）或气体积聚（肺气肿），严重时可能引起气胸，影响呼吸功能。⑤慢性并发症：长期未处理的异物可能导致慢性咳嗽、反复发作的呼吸道感染、支气管扩张等慢性并发症。⑥生活质量下降：由于异物可能会带来生理和心理方面的双重影响，患者的生活质量也可能受到明显影响。

7. 气管支气管异物容易坠入气道什么地方？为什么？

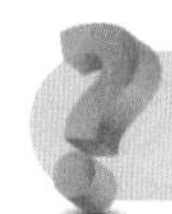

由于解剖结构、异物的特性、患者的生理状态及咳嗽反射等因素，气管支气管异物好发的部位主要有：①气管：较大或不规则的异物更容易停留在喉部，随后可能进一步进入气管，并且由于解剖结构的原因，异物还可能在气管内反复移动，引起相关并发症。②右侧支气管：较小和光滑的异物更可能通过气管进入支气管，特别是右主支气管因为解剖角度和大小等因素，异物更易进入右侧支气管，有研究表明右肺下叶是异物常发生的部位，占比约39.18%。③左侧支气管：虽然有很多人认为左主支气管因为管腔相对狭小，且解剖角度偏大，通常很少有异物进入，但当异物较大或形态不规则时也有可能嵌入。

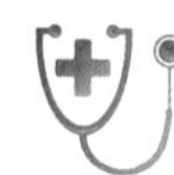

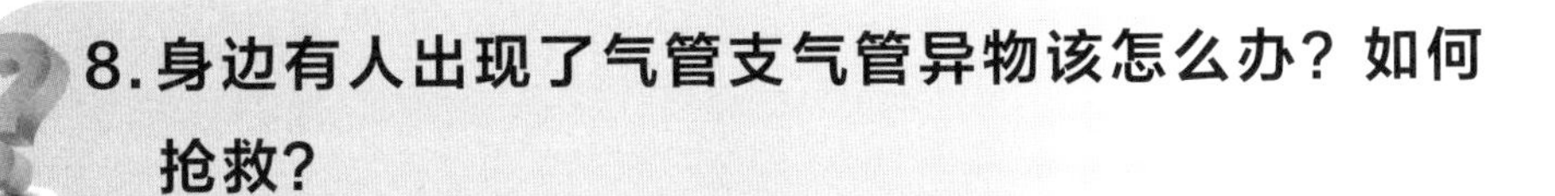

8. 身边有人出现了气管支气管异物该怎么办？如何抢救？

当气道吸入异物后，情况紧急时，一方面要赶紧拨打120急救电话，另一方面还需要紧急抢救，特别是异物卡住气道引起窒息时，需要紧急进行海姆立克法急救。对于成人或身材偏大的儿童：施救者站在患者身后，双臂环抱患者腰部，一只手握拳，拳眼放在患者脐上两横指上方，另一只手包住拳头，并连续、快速、用力向患者的后上方冲击，直到异物吐出或急救人员到达。婴儿或身材偏小的儿童：一只手固定住患儿头部，将其面部朝下，保持头低脚高，用另一只手掌根部连续叩击肩胛骨连线中点处5次；然后，将患儿翻转成面部朝上，保持头低脚高，检查有无异物排出，如未发现异物，立即用中指和食指按压患儿两乳头连线中点处5次。上述救治期间如果患者失去意识，应立即进行心肺复苏术，并尝试清除气道中的异物，急救措施应反复进行，直到专业急救人员到达。

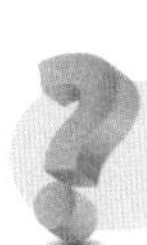

9. 如何判断气管支气管吸入了异物？

首先，临床病史非常重要，特别是要明确进食时是否发生了误吸现象；另外，还可以根据患者的临床症状来判断，比如患者有没有出现呛咳、憋气、剧烈咳嗽等一系列症状。当然，异物进入气道后，可能会有一个无症状期，这种情况也要考虑到。除了临床症状之外，相关的体格检查也有助于发现异常，比如查体时可能会发现患者出现单侧或双侧的呼吸音减弱，或在胸部听到喘鸣音。颈部触诊可能会感觉到异物碰撞的振动感（拍击感），气管前听诊可闻及拍击音等。除了上面的方法，影像学检查有助于明确诊断，比如可以通过胸部的X线、CT或气管镜等检查进行诊断，尤其是支气管镜方面的检查，这是诊断气管支气管异物的“金标准”，可以直接明确诊断，甚至还可以在检查时取出异物。

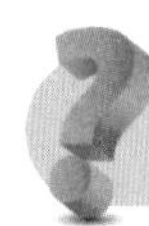

10. 气管支气管异物发生后到医院应挂哪个科？

情况紧急时，首选医院的急诊科，可以进行专业抢救及初步病情评估，并且按照流程，接诊的急诊医生会根据患者的临床症状和体征，进行必要的临床检查，比如X线或CT扫描等，以确定异物的位置并判断是否发生了并发症等，之后会根据患者病情转至呼吸科或耳鼻喉科进行专业的治疗。当然在某些情况下，如果异物位置复杂或已经出现了严重的并发症，还可能需要外科的手术介入。

11. 气管支气管异物长时间滞留气道会有哪些影响？

气管支气管异物长时间滞留在气道中，可能引起一系列不良的后果。首先，异物会刺激气道黏膜，导致局部炎症反应，不仅会

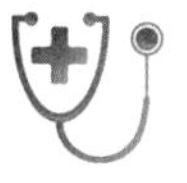

增加气道的阻塞，还可能引发感染，增加支气管炎和肺炎的风险。此外，异物阻塞还可能会导致肺不张或肺气肿，造成气体交换受阻，引起呼吸困难和喘鸣等。由于长期刺激，还可能出现肉芽组织增生，进一步加重阻塞情况。更严重的是，气管支气管异物还可能并发气胸、纵隔气肿、皮下气肿，甚至引发心力衰竭和急性呼吸衰竭等严重并发症，这些都可能危及患者的生命。因此，对于气管支气管异物的治疗，及时的诊断和处理至关重要，有助于避免严重并发症的发生。

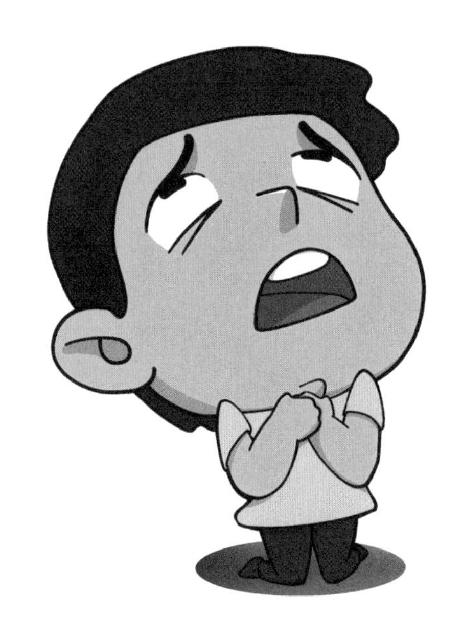

12. 如何预防气管支气管异物的发生？

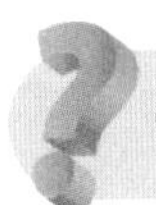

首先要关注一些高危群体，比如儿童和老人，对于儿童，家长应加强监护，避免孩子在玩耍或哭闹时将小玩具、食物或其他小物品放入口中。教育儿童养成安静进食的习惯，避免在进食时分心，比如边吃边玩或边跑边吃等，这些行为都可能增加误吸的风险。此外，家长应选择适合孩子年龄和发育阶段的食物，避免给予过小或过硬的食物等。对于老年人，比如本身就合并有吞咽困难症状，生活中应选择易于咀嚼和吞咽的食物，同时也要避免进食过快或注意力不集中等。对于使用假牙的老年人，应确保假牙合适且稳固，防范在进食时松动或脱落。医疗机构在护理全麻或昏迷患者时，应进行严格的监护，确保在进食或进行口腔护理时不会发生误吸。当然，提高公众对气管支气管异物危害的认识，增强预防意识也非常重要。

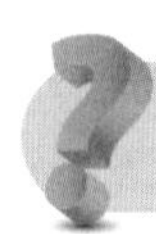

13. 气管支气管异物能彻底治愈吗?

通常情况下可以彻底治愈。治疗的关键在于采取措施将异物迅速移除，避免或减少异物存留带来的并发症，支气管镜检查是诊断和取出异物的主要手段，但对于无法取出异物的特殊情况，还可以通过外科的肺叶或肺段手术切除，当然，在治疗的过程中对于异物引发的并发症，比如感染、炎症、气胸等，也需要积极地处理。通常情况下，如果治疗及时，大多数气管支气管异物的患者可以完全恢复，不会留下后遗症。但如果异物存留时间过长，还是可能会造成一些永久性的肺损伤，比如瘢痕狭窄等，无法逆转，所以气管支气管异物的早期诊断和治疗至关重要。

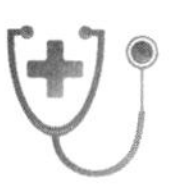

14. 医生如何治疗气管支气管异物?

当异物进入气管或支气管，通常会导致紧急情况，比如窒息、感染甚至气胸等。治疗的第一步是评估患者的呼吸状况，比如检查患者能否自由呼吸、是否有哮鸣声或者面部发绀等缺氧迹象。相关的影像学检查也必不可少，比如胸部X线、CT等。明确异物吸入后，医生会根据异物的大小、性质、位置以及患者身体情况选择合适的治疗方法。比如，对于位置较深或与组织粘连的异物，可能需要硬质气管镜结合可弯曲性支气管镜进行治疗。对于有严重并发症的患者，甚至还可能需要外科手术等。通常异物取出后，患者还需要进行复查及一段时间的医学观察，以确保没有异物碎片残留及处理一些并发症。

15. 气管支气管异物取出后要注意什么？

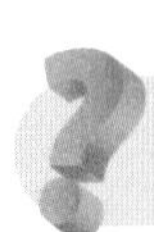

异物取出后，患者要密切监测呼吸情况和氧合水平，预防肺不张的发生，一旦发现，应立即采取措施，比如进行气道压力鼓肺或再次做支气管镜检查以清除分泌物等，而且在随后的一段时间内还应继续留院观察，监测有无相关并发症发生，必要时还需要进行支气管镜复查，并且出院后还需要定期随访，评估患者的气道健康和恢复情况。

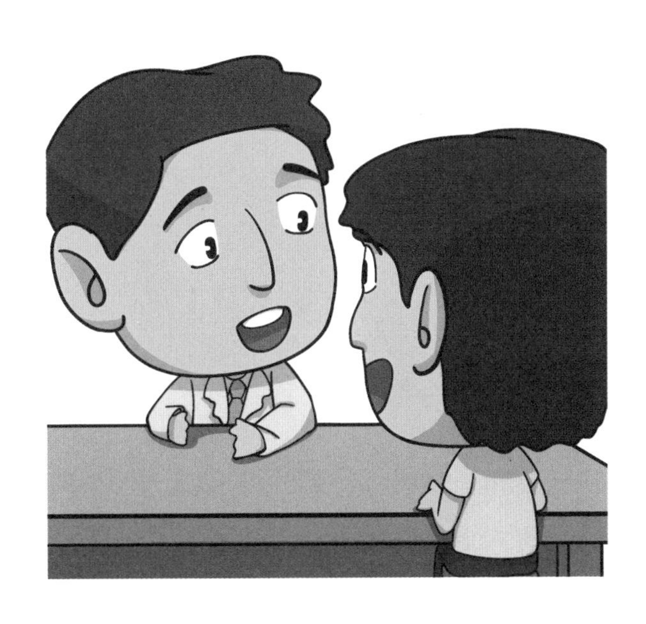

16. 支气管镜在气管支气管异物治疗中的作用有哪些？

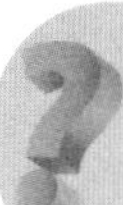

支气管镜作为一种专业的治疗工具，使医生能够直观地识别异物的位置、大小、形态以及是否引发了并发症等。这种直接的观察对于制订治疗计划至关重要。特别是在治疗过程中，支气管镜不仅能够直接吸除或钳取卡在气道内的异物，而且对于难以直接取出的异物，还能辅助其他方式治疗，从而避免肺不张、阻塞性肺炎等并发症的发生。此外，支气管镜在异物取出后复查过程中，还可以用来评估气道损伤情况及是否进行下一步治疗等。

17. 气管支气管异物引起的咳嗽和普通咳嗽有何区别？

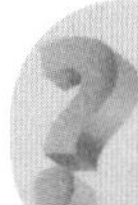

首先，异物引起的咳嗽通常是突发性的，剧烈且持续，并且常规止咳治疗效果往往欠佳；普通咳嗽大多由感冒、过敏等常见原因引起，性质较为温和，且随着疾病进程或适当治疗而缓解。其次，异物引发的咳嗽可能会在身体活动或体位变化时症状加剧，常常伴有胸痛、呼吸困难等严重症状。此外，在询问病史时，异物引起的咳嗽患者会有明确的异物吸入史。

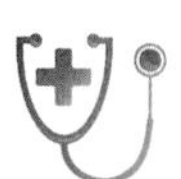

18. 哪些检查能够发现气管支气管异物?

首先，体格检查判断，比如观察患者是否存在呼吸困难或胸痛等临床症状，或者听诊发现异常的拍击音或喘鸣音等。其次，胸部X线检查能够帮助发现不透X线的异物，对于可以透X线的异物，需要结合呼气末期的X线摄片来间接提示。还有胸部CT检查，尤其是CT仿真内镜检查，能够清晰地显示异物的形态、位置及与周围结构的关系，诊断意义极大。当然，MRI（磁共振）检查在特定情况下也能发挥作用，比如像花生、瓜子等一些富含脂肪的异物，在磁共振下也能显影。最后一项是支气管镜检查，是诊断气管支气管异物的“金标准”，借助电子摄像头可以直接观察异物。

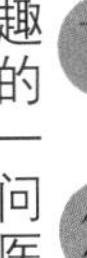

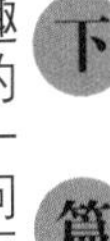

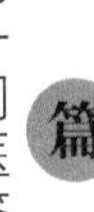

19. 怀疑气管支气管吸入异物，通过剧烈咳嗽能把异物咳出来吗?

气管支气管吸入异物时，对于一些较小或光滑的异物，或异物位于两侧主支气管或气管时，通过剧烈的咳嗽有一定的概率能排出体外，但是这个方法并不十分可靠，特别是一些较大或不规则形状的异物，很难排出，甚至有进一步加剧异物嵌顿的风险。若过度剧烈咳嗽，还存在进一步将异物推得更深、导致气道损伤的风险。所以，如果出现异物吸入，应立即寻求专业的医院就医，毕竟无论情况如何，及时的医疗评估和专业处理是治疗气管支气管异物的关键，以避免严重并发症，危害健康。

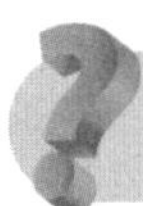

20.为什么气管支气管异物容易被误诊？如何预防？

气管支气管异物之所以容易被误诊，首先，临床症状不典型，这是关键因素，比如异物吸入后很多人会出现咳嗽和呼吸困难等表现，但这些症状和多种呼吸道疾病有关，仅凭临床表现往往难以确诊。其次，很多患者无法提供准确的病史，比如儿童和老人等，这提高了诊断难度。还有在临床检查方面，有些异物难以显影，比如辣椒皮、鱼软刺等，导致检查结果无法判明是否异物吸入。同时，医务人员对于异物诊断的警觉性不足也是很多误诊出现的原因。

预防气管支气管异物的关键在于提高公众和医疗人员对于该疾病的认识。比如对于儿童，家人的看护至关重要，应避免给小孩提供容易引起误吸的食物，比如瓜子、花生等，并教育儿童不要把小玩具等物品放在口中。成年人应培养良好的饮食习惯，避免吃饭时边吃边说话或大笑，同时在工作中避免将小物品放在口中等。对于老年人和有吞咽障碍的患者，应采取特别的饮食和喂食方式，比如采取坐位或半卧位进食。除此之外，普及相关的急救方法也非常重要，比如海姆立克急救法，就是一种异物吸入初期有效的应对方式。

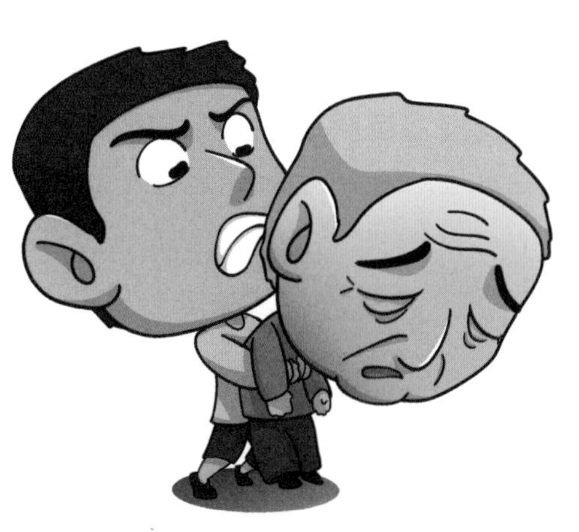

（李　刚）

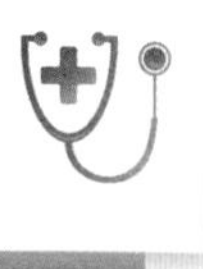

第四章
没有硝烟的战斗：支气管镜诊疗气管支气管结核

1. 什么是气管支气管结核？

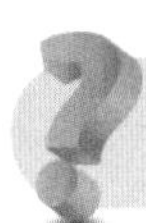

气管支气管结核是一种发生在气管支气管黏膜和黏膜下层的结核病。这种病症的感染途径有多种，包括肺内病灶中的结核分枝杆菌直接植入气管支气管黏膜，以及结核分枝杆菌通过血液或淋巴系统传播到气管支气管黏膜下层再累及黏膜层等。

2. 气管支气管结核与肺结核是什么样的关系？

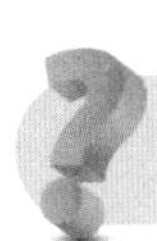

气管支气管结核与肺结核都是属于结核病，均由结核分枝杆菌感染引起。但气管支气管结核是肺结核的特殊类型，系结核杆菌感染气管支气管导致的疾病，肺结核的部分患者可通过支气管镜明确是否存在气管支气管结核，存在气管支气管结核的患者应适当延长结核治疗的疗程。肺结核患者可以合并或不合并气管支气管结核，但气管支气管结核大多数与肺结核共同存在。

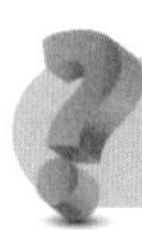

3. 气管支气管结核常见的临床症状有哪些?

气管支气管结核症状多样且缺乏特异性，包括咳嗽、咳痰、发热、盗汗、呼吸困难、体重减轻、咯血、胸痛、喘息、声嘶等。

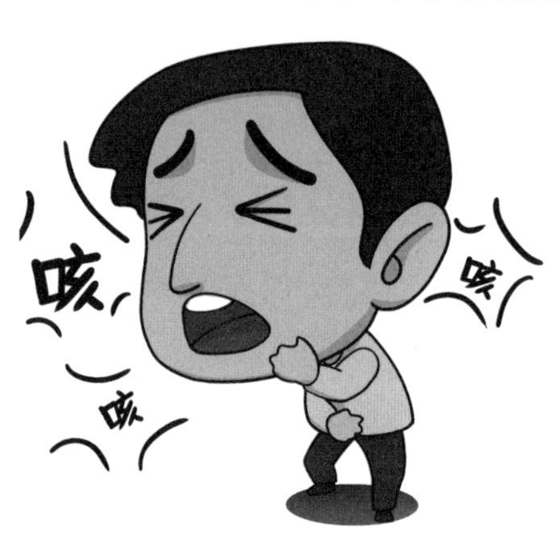

在疾病的早期，患者可能仅仅出现刺激性咳嗽，随着病情的发展，咳嗽可能变得持续并进行性加重，甚至可能出现咯血。此外，气管支气管结核还可能导致气管支气道狭窄，从而引发呼吸困难、胸闷、喘鸣等症状。

4. 气管支气管结核与普通肺结核症状一致吗？有什么特别之处?

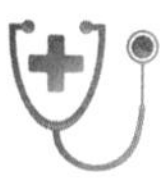

气管支气管结核的症状与普通肺结核的症状有很多类似之处，它们可能都有结核病共同的症状，如咳嗽、咳痰2周以上，痰中带血，午后低热，盗汗，胸痛等。但气管支气管结核患者的咳嗽症状多为刺激性干咳，可有“犬吠样”咳嗽，咳痰量较少，痰液黏稠，痰中带血症状更明显。另外气管支气管结核患者多数存在结核性气道狭窄，故会伴有气道阻塞相关症状，如气促、气喘、呼吸困难甚至窒息等。

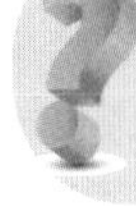

5. 哪些肺结核患者需要额外警惕气管支气管结核的发生？

主要包括：①免疫力低下的人群，如老年人、营养不良患者、青春期、婴幼儿等。②接受生物制剂/免疫抑制剂治疗的患者，如类风湿关节炎、系统性红斑狼疮、强直性脊柱炎的患者等。③HIV/AIDS人群，此类患者体内的T淋巴细胞被侵犯，机体免疫功能缺陷，更易被感染。④糖尿病患者，有研究表明，血糖控制越差的患者感染概率越大。⑤其他特殊人群，包括器官移植患者、血液透析患者、肿瘤放疗或化疗患者等。

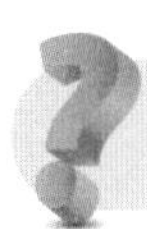

6. 肺结核患者一定会得气管支气管结核吗？

不一定。肺结核患者若存在结核分枝杆菌侵犯气管或支气管的情况，则可能形成气管支气管结核，若结核分枝杆菌仅侵犯肺内或胸膜则不会形成气管支气管结核，仅会形成肺结核或结核性胸膜炎。

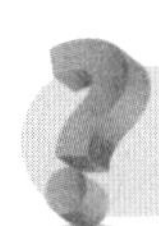

7. 如何确诊气管支气管结核？

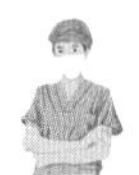

痰涂片或痰培养结核分枝杆菌阳性是诊断结核病的“金标

准”，结果为阳性即可诊断结核病，但阴性结果不能排除本病。肺结核患者不一定同时合并气管支气管结核，确诊气管支气管结核需行支气管镜检查，观察到各管腔存在气管支气管结核的特异性表现即可确定。气管支气管结核患者的管腔在支气管镜下主要表现为黏膜充血、水肿、溃疡、坏死，可见增生的肉芽组织不同程度地阻塞气管支气管管腔、纤维瘢痕组织导致气道狭窄、局部淋巴结破溃凸向管腔内等。

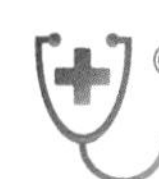

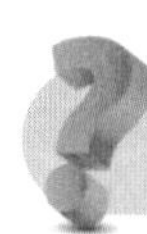

8. 气管支气管结核可以分为哪些类型？

气管支气管结核的分型是根据支气管镜下的表现进行的。①Ⅰ型是炎症浸润型，病变以充血水肿为主，气管支气管管腔黏膜明显充血水肿，部分病变的黏膜可见粟粒状的结节，黏膜下组织肿胀。②Ⅱ型是溃疡坏死型，病变以局部的溃疡和坏死为主，病变区域在充血水肿的基础上出现边缘不整、深浅不一的溃疡，溃疡表面可以覆盖大量的灰白色干酪样坏死物。③Ⅲ型是肉芽增殖型，病变以局部肉芽组织增生为主，气管支气管黏膜充血水肿减轻，同时黏膜的溃疡面也开始修复，但是病变处可以见到肉芽组织的增生，增生的肉芽组织可能阻塞部分管腔。④Ⅳ型是瘢痕狭窄型，病变以瘢痕狭窄为主，局部纤维细胞增生瘢痕形成导管管腔狭窄闭塞。⑤Ⅴ型是管壁软化型，受累的气管支气管因结核病变的破坏而导致软骨断裂或局部支撑作用缺失，从而导致管腔失去原有的结构。⑥Ⅵ型是淋巴结瘘型，纵隔或肺门淋巴结被结核菌感染，局部破溃进入气道形成支气管淋巴结瘘。

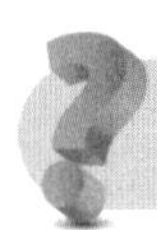

9. 不同类型的气管支气管结核有怎样的联系？

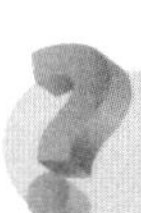

不同类型的气管支气管结核是疾病发生过程中的不同表现形式，病变早期多数以炎症浸润型为主，若持续发展，根据病变的位置则可能向溃疡坏死型、淋巴结瘘型转化，此时患者多数会因为出现明显症状而就医，就医干预后疾病的转归向好的方向发展，支气管镜下多数会转化为肉芽增殖型、瘢痕狭窄型或管壁软化型。换句话说，气管支气管结核患者在支气管镜下表现为Ⅲ、Ⅳ、Ⅴ型时，多数疾病已经趋向稳定，或者是自身免疫力在与结核菌的博弈中占据上风，或者是已经进行了全身治疗。

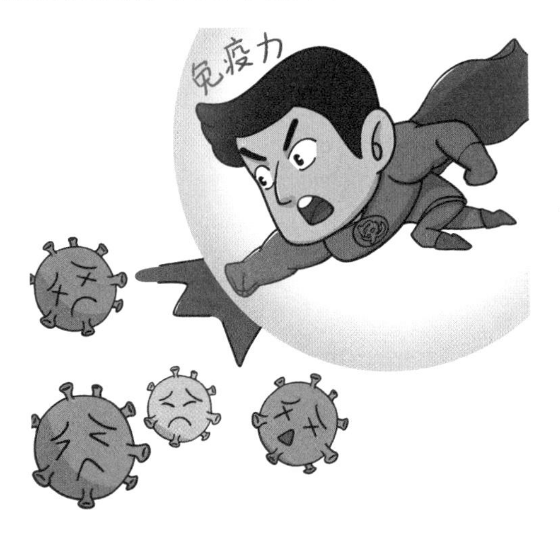

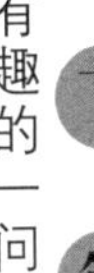

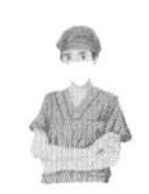

10. 气管支气管结核传染性很强吗？

气管支气管结核具有传染性。早期痰检结核分枝杆菌阳性时，本病的传染性最强，后续进行规律的抗结核治疗后，痰检及痰培养均逐渐转阴，此时传染性较前明显下降。

11. 气管支气管结核患者的家人应如何进行自身排查及家庭护理？

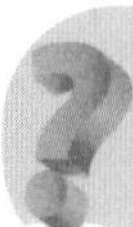

确诊气管支气管结核的患者，其家人应进行自身排查，尤其是免疫力较差的人群，包括但不限于婴幼儿、老人、近期有重大疾病的家人等，可至专业机构如结核病防治所、疾控中心、普通医院的呼吸科或感染科等处就诊，按需进行结核菌素试验、痰检、胸部CT等检查。平时需改善生活环境，避免人员聚集，注意换气通风，对痰盂、衣物等污染物品彻底消毒；限制患者的活动范围，日常佩戴口罩，避免随地吐痰，减少细菌传播。

12. 如何预防气管支气管结核？

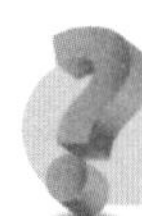

预防气管支气管结核的关键是控制传染源、保护易感人群和切断传播途径。例如，通过建立结核病监测网络，及时发现并治疗结核病患者，可以有效控制传染源。此外，接种卡介苗也是预防结核病的有效方法。同时，对于已经感染的患者，早期诊断和治疗是非常重要的，尽早使阳性患者转阴也可降低结核菌感染的概率。

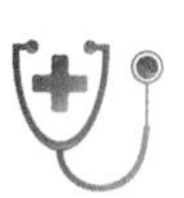

13. 确诊气管支气管结核后应该如何治疗?

气管支气管结核的治疗方法包括全身治疗和局部治疗。全身治疗就是使用常用的抗结核药物包括异烟肼、利福平、吡嗪酰胺、乙胺丁醇等，进行以“早期、联合、全程、规律、适量”为原则的模式治疗。治疗时间一般长于肺结核，甚至可能达到18个月。局部治疗则可根据气管支气管结核的不同分型选择不同的支气管镜下检查及治疗手段，这样能够更好地保护肺和支气管功能，减少外科手术的概率。病变极其严重，使用常规药物治疗及镜下介入治疗疗效不佳，远端仍有明显肺不张的患者，需进行手术治疗。

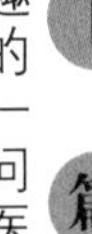
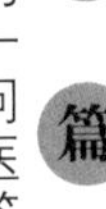

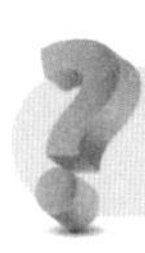

14. 气管支气管结核可以治愈吗?

绝大多数气管支气管结核是可以治愈的，通过早期的诊断和明确病情，进行联合、足疗程、规范、适量、规律的抗结核治疗是完全可以治愈的。但在临床上，一部分肺结核患者的痰检或者结核杆菌培养均为阴性，需要通过支气管镜检查才能明确诊断，所以临床上会有部分气管支气管结核患者被漏诊。这部分患者由于没有及时的早期明确诊断和规范治疗，很可能会导致耐多药性肺结核等情况，容易治疗不彻底，导致气管支气管结核迁延不愈。

15. 气管支气管结核会复发吗?

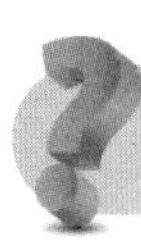

如果患者经过正规的抗结核治疗，且自身抵抗力较强，后续未长时间接触结核分枝杆菌，则气管支气管结核不容易复发。但是少部分患者由于自身免疫力较低，或多次接触结核分枝杆菌，则气管支气管结核治愈后可能复发。

16. 哪些类型的气管支气管结核患者需要反复进行支气管镜检查及支气管镜下介入治疗?

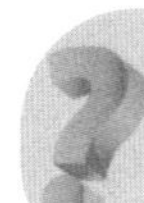

所有类型的气管支气管结核在初诊时均应进行支气管镜检查。检查过程中若发现病变影响气管及支气管通气功能，则需要进行支气管镜下介入治疗，包括瘢痕狭窄型病变累及大气道、溃疡坏死型病变范围大、管壁软化型等。若镜下病变范围较小，或仅局部炎症浸润或少量淋巴结破溃，不影响管腔通气，可减少支气管镜检查及镜下治疗频率。

17. 支气管镜下介入治疗气管支气管结核的方法包括哪些?

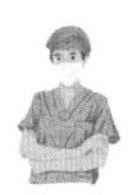

对于气管支气管结核患者，常见的支气管镜下介入治疗方法

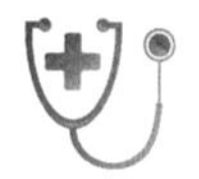

包括冷冻术、热消融术、球囊扩张术及支架置入术、镜下注药等。冷冻术是使用超低温使病变局部坏死，以及病变区域结核分枝杆菌溶解坏死，然后采用冻切、冻融方式祛除病灶，该方法适用于肉芽增殖型和溃疡坏死型患者。热消融术依赖微波、高频电刀、氩气刀、激光产生的热效应，毁损病变组织，从而达到治疗目的。该方法可能会造成气道瘢痕、狭窄，不单独用于治疗气管支气管结核，常用作球囊扩张术前的辅助治疗。高压球囊扩张术通过球囊充盈膨胀，将狭窄气道纵行撕裂，从而气道得以扩张。该方法主要用于治疗气管支气管结核所致的瘢痕性狭窄、气道软化，疗效较好。支架置入术利用支架支撑、重建气道壁，保证呼吸道的通畅，该方法疗效欠佳，且有气管瘘、出血等并发症，适合用于瘢痕性狭窄、管壁软化患者的临时治疗。镜下注药是在直视下将抗结核药物注入病灶范围，可增加病变局部的药物浓度。

18. 支气管镜下介入治疗后的患者多久需要复查？

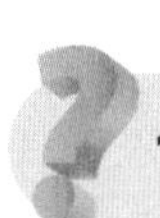

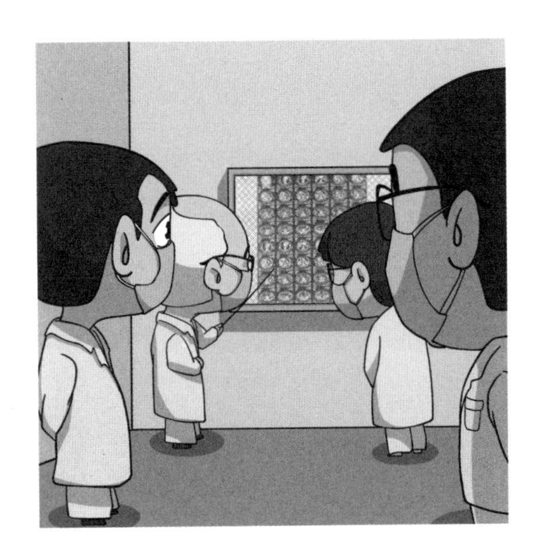

对于进行支气管镜下介入治疗的患者来说，复查时间应根据镜下介入治疗的类型决定，不同的治疗手段复查时间不同。对于进行热消融及球囊扩张的患者，复查时间应较短，1~2周应再次进行支气管镜下介入治疗，再

次治疗时需对前次治疗进行巩固处理，如清理热消融治疗后的坏死组织、球囊扩张术后的冷冻治疗等。对于仅进行局部冻融或腔内注药的患者可适当延长复查时间。具体时间需由内镜医生同床位医生沟通后共同决定。

19. 为什么停药前医生会让患者多次进行支气管镜检查？

在结核病患者进行规律抗结核治疗并拟近期停药时，床位医生一般会多次让患者进行支气管镜检查，其最主要的原因是为了观察管腔情况，并多次获得病变部位的灌洗液进行分枝杆菌培养，在反复多次确认灌洗液分枝杆菌培养阴性后才可考虑停用抗结核药物。

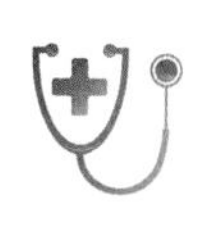

20. 停药以后还需要常规支气管镜复查吗？

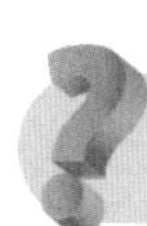

气管支气管结核患者在停药后仍需要规律随访，在患者无特殊不适的情况下随访时间可逐渐延长，仅肺结核患者复查可仅行胸部CT排查，但若合并气管支气管结核，则建议同时复查支气管镜，但检查支气管镜的间隔时间可较停药前延长。若患者停药后再次出现咳嗽咳痰、发热或呼吸困难等症状，则需要立即复查胸部CT及支气管镜。

（胡淑慧）

一探究“镜”——带您了解气管支气管结核

第五章
镜下多技联合处理良性气道狭窄

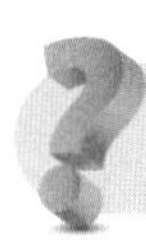

1. 什么是良性气道狭窄？

良性气道狭窄是指由于非恶性肿瘤的病变，比如感染、炎症、外伤、良性肿瘤等原因，导致气道（气管、支气管等）变窄的一种病状。这种狭窄会影响空气的正常流通，可能会引起咳嗽、咳痰、呼吸困难，甚至在严重的情况下可能导致窒息或呼吸衰竭，对患者生活质量和生命安全构成威胁。在我国，结核病是导致良性气道狭窄的主要原因之一，因此对于结核病患者，需要特别关注其是否伴有气道狭窄的问题。

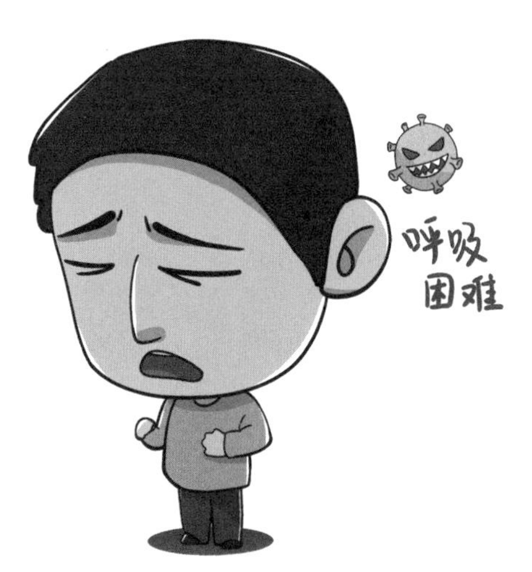

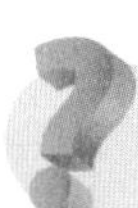

2. 良性气道狭窄与恶性气道狭窄有何不同？

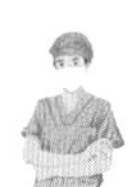

良性气道狭窄通常由非肿瘤性疾病引起，如感染（结核）、炎

症、外伤、手术后瘢痕、良性肿瘤等。恶性气道狭窄主要是由恶性肿瘤，如肺癌或其他癌症侵犯或压迫气道所致。

两者都可以引起呼吸困难、咳嗽、咳痰和咯血等症状，但恶性狭窄可能伴随体重下降、乏力等全身症状。与恶性气道狭窄相比，良性气道狭窄的处理更为困难，更易出现远期并发症，且患者生存期长，对治疗的期望值更高。

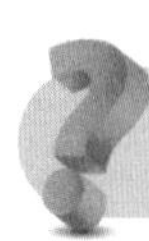

3.良性气道狭窄的主要病因有哪些?

良性气道狭窄的主要病因有以下几种：①医源性因素：如气管插管和气管切开术后的气道狭窄，这是最常见的获得性良性气道狭窄的原因之一。②感染性炎症：在国内，气管支气管结核是最常见的感染性病因，除此之外，真菌感染也可能导致气道狭窄。③气道良性肿瘤。④损伤性狭窄：如外科术后气管支气管断端吻合口的狭窄，理化性损伤（吸入性损伤、化学性吸入性损伤），放射性损伤及气道热消融术后损伤等。⑤外源性压迫：如增大的淋巴结、甲状腺肿、大血管或其他纵隔结构压迫气道。

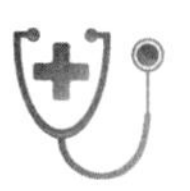

4.良性气道狭窄的主要症状是什么?

主要症状包括咳嗽、咳痰、咯血、胸痛、发绀及呼吸困难等。这些症状的严重程度取决于气道狭窄的位置、长度、狭窄程度以及患者的整体健康状况。在某些情况下，良性气道狭窄可能在早期没有明显症状，随着狭窄的加重，症状逐渐显现。因此，有上述症状的患者，应及时进行医学评估和检查，以便早期诊断和治疗。

5. 良性气道狭窄的治疗方法有哪些？

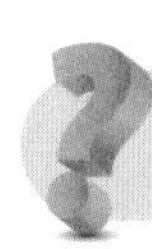

良性气道狭窄的治疗方法有很多种，主要包括内科药物治疗、外科手术治疗以及经支气管镜介入治疗等。以下是一些常用的治疗手段：

（1）内科药物治疗：对于某些由感染引起的良性气道狭窄，可能会使用抗生素或抗真菌药物等进行药物治疗。

（2）外科手术治疗：以往治疗良性气道狭窄主要采用外科手术切除受累气道，但由于手术创伤大、风险高、容易复发，且术后可能出现并发症，因此现在更多采用微创治疗方法。

（3）经支气管镜介入治疗：随着介入肺病学的发展，内镜技术为良性气道狭窄提供了更多的微创治疗手段，常见的有球囊扩张、氩等离子体凝固（APC）、电刀、激光、冷冻治疗、支架置入等。

6. 为什么良性气道狭窄的治疗比较困难？

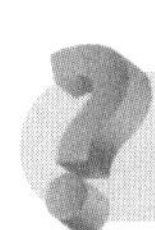

由于患者生存期长，对手术引起的近、远期严重并发症难以接受，且治疗后易复发，良性气道狭窄的治疗比较困难，主要原因包括：①良性气道狭窄可能由多种原因引起，如结核、气管插管

和气管切开术后的瘢痕、感染、炎症、良性肿瘤等，这些不同的病因需要采取不同的治疗策略。②与恶性气道狭窄相比，良性气道狭窄的处理更为困难，治疗需要根据狭窄的具体类型、部位、程度和长度来定制，这增加了治疗的复杂性。③良性气道狭窄患者的预期生存期较长，因此患者和家属对治疗效果的期望值更高，对治疗过程中可能出现的并发症难以接受。④治疗良性气道狭窄的过程中可能出现多种并发症，如再狭窄、气道软化、气道穿孔等，这些风险需要在治疗前进行仔细评估。⑤良性气道狭窄治疗后需要长期跟踪和管理，以监测和处理可能出现的再狭窄或其他并发症。

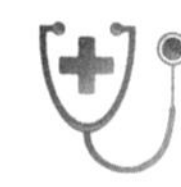

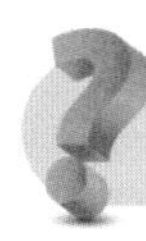

7. 良性气道狭窄的介入治疗有哪些优点？

良性气道狭窄的介入治疗相较于传统外科手术治疗具有多个优点：①介入治疗通常通过内镜进行，不需要开胸手术，减少了对患者的身体创伤。②如球囊扩张术和支架置入术可以在手术后迅速缓解患者的呼吸困难等症状。③一些介入技术操作相对简单，能够迅速有效地切除或消融病变组织，起到立竿见影的效果。由于是微创手术，患者的恢复时间较短，住院时间也相应减少。④相较于传统外科手术，介入治疗的费用较低，减轻了患者的经济负担。⑤及时缓解症状，减少住院时间，有助于患者更快地恢复正常生活和工作，改善生活质量。

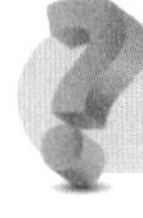

8. 良性气道狭窄的介入治疗有哪些风险？

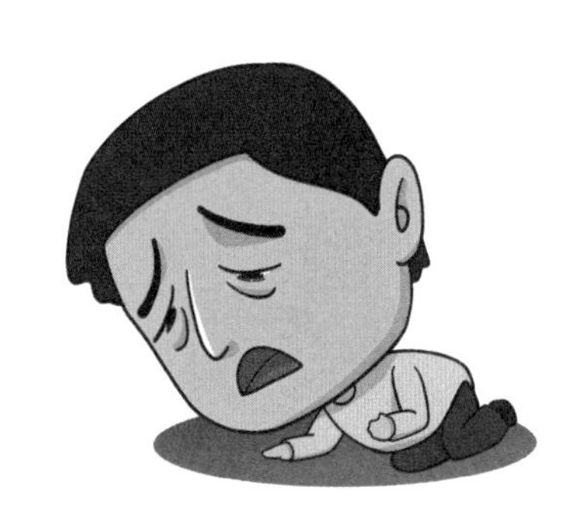

良性气道狭窄的介入治疗虽然具有多种优点，但也存在一定的风险，主要包括：出血、穿孔、气胸和气肿、管壁坏死和局部疼痛、气道再狭窄、气道软化和塌陷、感染、气道痉挛等。

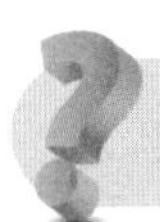

9. 良性气道狭窄的治疗需要考虑哪些因素？

良性气道狭窄的治疗需要综合考虑多种因素，以制订最合适的治疗方案。治疗良性气道狭窄时需要考虑以下几种因素：①不同的病因可能需要不同的治疗策略，如气管插管后的瘢痕、气管切开术后的狭窄、结核感染、良性肿瘤等。②不同部位的狭窄可能需要不同的介入技术。③狭窄的严重程度和涉及的气道长度会影响治疗的选择，如轻度狭窄可能不需要介入治疗，而严重狭窄可能需要更加复杂的介入治疗。④定期检查和必要的再次介入治疗。

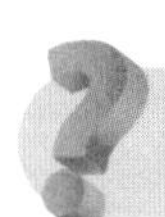

10. 良性气道狭窄的预后如何？

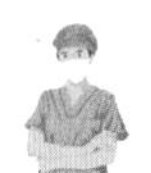

良性气道狭窄的预后受多种因素影响，包括狭窄的病因、部

位、长度、程度，以及患者的整体健康状况和所采取的治疗方式。以下是影响良性气道狭窄预后的一些关键因素：①支气管结核、气管切开术后、气管插管术后、外伤后等是常见的良性气道狭窄病因。不同的病因可能需要不同的治疗策略，其后期的恢复时间不同。②不同类型的狭窄可能对治疗反应不同，最主要的是个体因素的差异。③及时发现和治疗良性气道狭窄对改善预后至关重要。出现呼吸道相关症状需要及时就医，避免耽误病情。

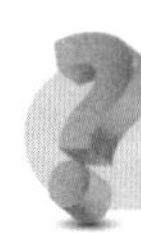

11. 良性气道狭窄的诊断主要依靠哪些检查？

良性气道狭窄的诊断主要依赖以下几个方面的检查：①如果出现呼吸困难、咳嗽、咳痰、咯血等，以及可能的病因，如气管插管、气管切开、胸部外伤、手术史等。②胸部影像学检查：X线胸片和胸部CT扫描。③支气管镜检查可以明确病变的定位、形态及狭窄段的直径和长度，还可以评价狭窄病变周围情况。

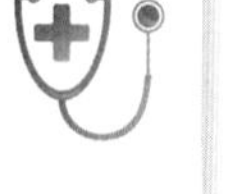

12. 在良性气道狭窄的治疗中，为什么需要谨慎使用热消融技术？

在良性气道狭窄的治疗中，需要谨慎使用热疗，因热疗可能对病变组织及周围正常组织造成损伤，增加再狭窄的风险；可能导致切除病变组织的同时，损伤病变外的组织，这可能导致狭窄加重或延长；可能引起疼痛、感染风险增加。如果有严重心肺功能不全、严重感染、体内有热积聚金属置入物和起搏器者等，需要避免使用热疗。

因此，在良性气道狭窄的治疗中，医生会根据患者的具体情况，权衡热疗的潜在益处和风险，选择最合适的治疗方法。

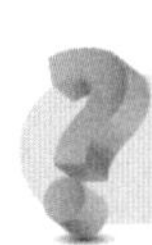

13. 冷冻治疗在良性气道狭窄治疗中的优势是什么？

冷冻治疗在良性气道狭窄中的应用具有以下优势：①相比热消融技术，它不易引起深层组织损伤，故损伤较小。②减少瘢痕增生，从而降低再狭窄的风险。③安全性较高，很少发生气道软化和塌陷的并发症。④可以减少因治疗引起的气道阻塞和窒息风险。⑤冷冻治疗能够迅速解除因良性气道狭窄引起的呼吸道症状，改善患者生活质量。

需要注意的是，尽管冷冻治疗具有上述优势，但也存在一定的局限性和风险，如可能引起的气道水肿、气道黏膜少许撕裂等，因此在实际应用中医生应根据患者的具体情况和气道狭窄的特点，选择最合适的治疗方法。

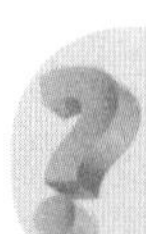

14. 为什么支架置入在某些良性气道狭窄的治疗中应慎重？

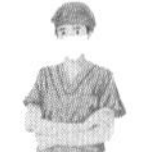

对良性气道狭窄不建议放置支架的原因主要包括以下几点：①可能会刺激气道组织，导致肉芽组织增生，从而增加气道再狭窄

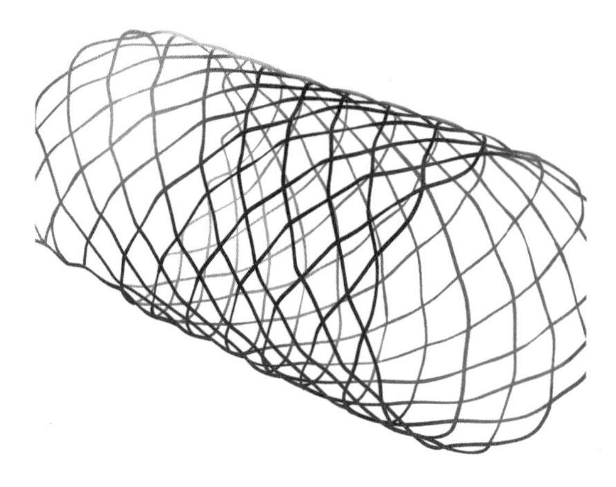

的风险。②可能会引发一系列并发症，如移位、气道损伤、感染、气道分泌物阻塞和肉芽肿增生等。③金属裸支架可能造成更为严重、处理更为困难、治疗风险更高的再狭窄，且不能长期放置。

良性气道狭窄的治疗原则是尽量减少对气道的损伤，而支架置入可能会对气道造成较大的损伤。因此，在治疗良性气道狭窄时，医生会根据患者的具体情况和气道狭窄的特点，选择最合适的治疗方法，而不是首选支架置入。

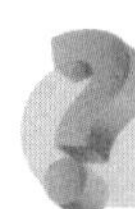

15.如何选择良性气道狭窄合适的治疗方法?

良性气道狭窄治疗方法的选择依赖于多种因素，包括病因、病变部位、狭窄程度、长度、远端肺组织情况、患者的一般情况和医师的经验。如结核性狭窄可能需要结合抗结核药物治疗。管腔是否完全阻塞或部分阻塞，会影响到治疗方法的选择。患者的整体健康状况、年龄、合并症等也会影响治疗决策。另外，对于某些患者，如果适合手术且手术风险可接受，可以考虑外科手术治疗。

良性气道狭窄的治疗的目标是缓解症状、维持生存和提高生活质量，而非追求气道结构的完全恢复。

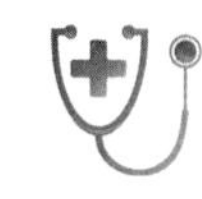

16. 良性气道狭窄的预防措施有哪些？

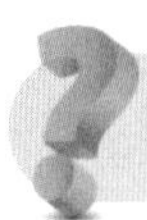

良性气道狭窄的预防措施主要涉及减少或避免导致气道损伤的因素，以及对已知危险因素进行积极管理。以下是一些可能的预防措施：①小心避免胸部或气道的外伤，如车祸或跌落事故。②及时治疗呼吸道感染，如结核病，以减少气道炎症和瘢痕形成。③对于有气道疾病风险的患者，定期进行肺功能测试和影像学检查，以便早期发现问题。④吸烟是许多气道疾病的危险因素，戒烟可以减少气道炎症和狭窄的风险。⑤避免吸入异物，尤其是儿童，确保小物件远离儿童触及范围。

需要注意的是，并非所有的良性气道狭窄都可以预防，有些是由于先天性因素或其他不可避免的原因引起的。在这些情况下，重点应放在早期诊断和适当治疗上，以减少并发症和改善预后。

17. 良性气道狭窄的治疗需要多学科会诊吗？

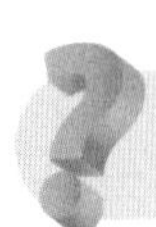

是的，良性气道狭窄通常需要多学科会诊（简称MDT）。良性气道狭窄的评估和治疗可能涉及多种专业，包括耳鼻喉科、胸外科、介入肺科、呼吸内科、放射科、病理学等。多学科团队合作可以提供更全面的诊疗方案，确保患者得到最适合其具体情况的治疗。

因此，多学科会诊在良性气道狭窄的诊断和治疗中发挥着关键作用，有助于提供更精确、全面和有效的医疗服务。

18. 良性气道狭窄患者在生活中需要注意什么？

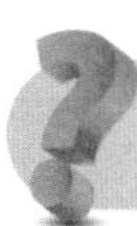

良性气道狭窄患者在生活中应注意以下事项，以减轻症状、预防病情恶化和促进康复：①避免吸烟和二手烟，减少气道刺激，因为烟草烟雾会加剧气道炎症。②保持居住环境清洁，减少灰尘和过敏原的接触，以降低气道反应性。③根据医生的建议进行适度运动，增强体质，改善呼吸功能。④保持均衡饮食，增强营养，有助于提高身体抵抗力和促进伤口愈合。⑤按照医生的指导定期进行复查，包括胸部CT、肺功能测试和支气管镜检查等，以监测病情变化。⑥如果医生开具了药物治疗，如抗炎药物、支气管扩张剂等，应严格按照医嘱使用，后期需遵循医嘱进行恰当的术后护理和康复训练。

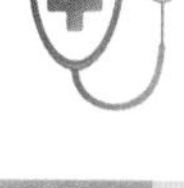

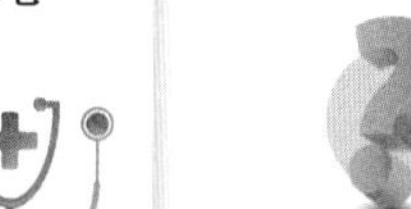

19. 良性气道狭窄会导致哪些严重后果？

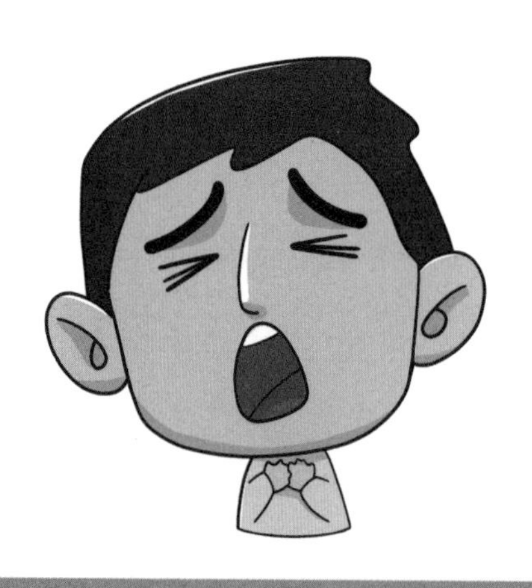

良性气道狭窄若未得到及时和适当的治疗，可能会导致一系列严重的健康后果：①呼吸急促或呼吸困难、咯血等，影响日常活动和生活质量。②由于气道狭窄，分泌物可能难以排出，导致反复咳

嗽和咳痰，从而引起气道感染。③气道狭窄引起的气流受阻可能导致远端气道或肺泡的感染。

20.良性气道狭窄患者如何做好自我心理调节?

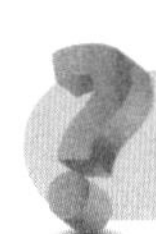

良性气道狭窄患者可以通过以下方法来进行自我心理调节，以更好地应对疾病带来的困惑：①了解良性气道狭窄的病因、症状、治疗方法和预防措施，增加对疾病的认识，减少未知带来的恐惧。②与医生保持良好的沟通，积极询问病情和治疗进展，了解自己的治疗方案和预后情况。③寻求心理咨询师的帮助，学习应对疾病带来的情绪波动和压力。④进行深呼吸练习和放松技巧，有助于缓解焦虑和紧张。

通过这些方法，良性气道狭窄患者可以更好地管理自己的情绪和心理状态，提高生活质量。

（叶　伟）

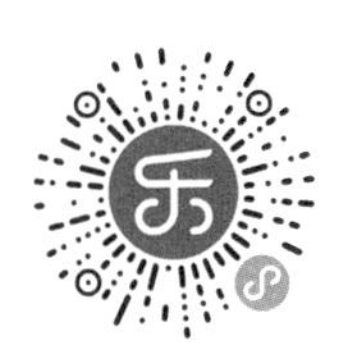

一探究“镜”——带您了解良性气道狭窄

第六章
打败恶性气道狭窄

1. 什么是中心气道?

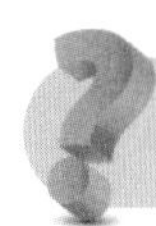
呼吸系统由呼吸道和肺组成。呼吸道包括鼻、咽、喉、气管和支气管等。通常称鼻、咽、喉为上呼吸道，气管和各级支气管为下呼吸道。下呼吸道指我们的肺部，犹如一棵大树，包含树干及树叶，其中树干指气管、左主支气管、右主支气管、右中间段支气管和各级支气管，肺叶主要指肺泡及肺间质。中心气道归属于下呼吸道，类似于树身及粗大树干部分，其气道管径相对粗大，主要包括气管、隆突、左右主支气管及中间段支气管，是气流进出肺部的主要通道。

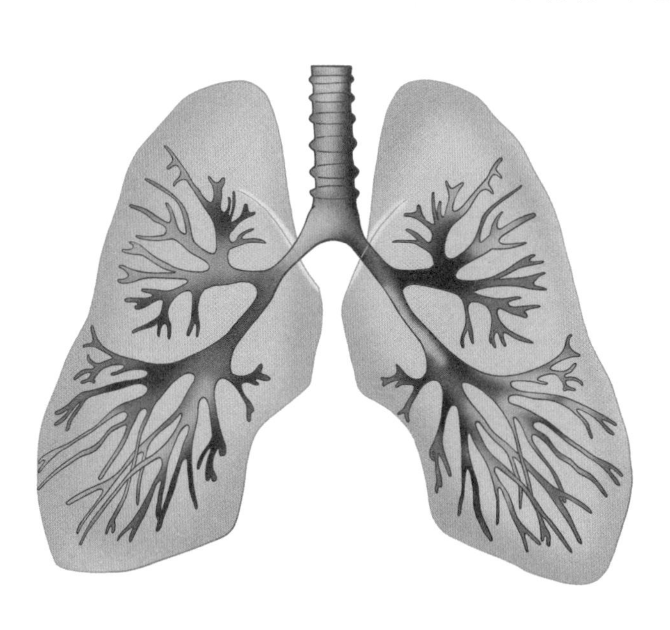

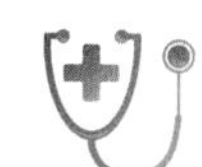

2. 中心气道狭窄有哪些原因？包括哪些类型？

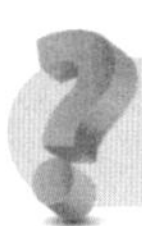

引起中心气道狭窄的病因主要分为良性和恶性疾病。良性中心气道狭窄可包括气管支气管结核、气管插管及气管切开后狭窄、气管骨化症、复发性多软骨炎等。恶性气道狭窄包括气管鳞癌、气管腺样囊性癌、气管支气管类癌、甲状腺癌气管转移、食管癌气管转移、胸腺癌气管转移等。根据气道肿瘤的位置，中心气道狭窄可分为4类。①腔内型：肿瘤局限在气道管腔。②腔外型：单纯因气管外肿瘤生长压迫致气道狭窄。③管壁型：肿瘤沿管壁匍匐性生长，基底较宽，管壁较厚，可致管腔狭窄。④混合型：肿瘤有腔内生长，也有管壁、管外累及。

3. 什么是恶性中心气道狭窄？

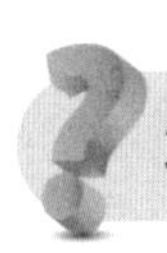

恶性中心气道狭窄是指由气道恶性肿瘤所致的气管、左主、右主及右中间段支气道狭窄，根据气道恶性肿瘤的来源，可分为气道原发恶性肿瘤和其他部位肿瘤转移至气道的继发性恶性肿瘤。原发性气道恶性肿瘤包括鳞癌、腺样囊性癌、类癌、黏液表皮样癌及腺癌。继发性气道恶性肿瘤可以来自全身各处，包括食管、纵隔、甲状腺、胸腺等恶性肿瘤累及气管或压迫气管，上呼吸道肿瘤、消化道肿瘤、乳腺癌、肾细胞癌、转移性黑色素瘤及淋巴瘤转移至中心气道。

4. 恶性气道狭窄和肺癌是什么关系？

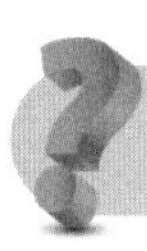

引起恶性气道狭窄的病因非常多，可包括气管鳞癌、气管腺样囊性癌、气管支气管类癌、甲状腺癌气管转移、食管癌气管转移、胸腺癌气管转移等。肺癌发生于支气管黏膜上皮，也称为支气管肺癌，肺癌在组织学上大致分为小细胞肺癌和非小细胞肺癌（NSCLC），后者占所有病例85%以上。全球范围内，NSCLC最常见的组织学亚型是腺癌（40%），其次是鳞癌（25%）。鳞癌以中央型肺癌多见，导致恶性气道狭窄多见。当腺癌、小细胞癌合并气管支气管转移或纵隔淋巴结转移压迫气道时也可出现恶性气道狭窄。

5. 患者出现哪些症状需要警惕恶性中心气道狭窄？

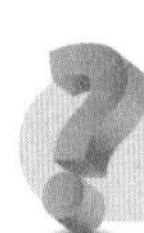

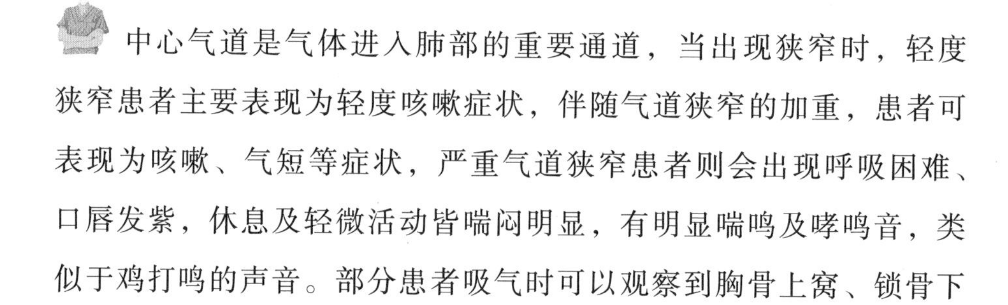

中心气道是气体进入肺部的重要通道，当出现狭窄时，轻度狭窄患者主要表现为轻度咳嗽症状，伴随气道狭窄的加重，患者可表现为咳嗽、气短等症状，严重气道狭窄患者则会出现呼吸困难、口唇发紫，休息及轻微活动皆喘闷明显，有明显喘鸣及哮鸣音，类似于鸡打鸣的声音。部分患者吸气时可以观察到胸骨上窝、锁骨下窝及肋间隙凹陷。

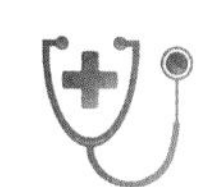

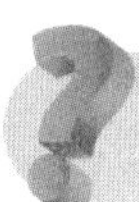

6.如何诊断恶性中心气道狭窄？

诊断主要包括以下几个方面：①症状：多表现为进行性呼吸困难，可伴有咯血，狭窄程度较轻者表现为劳力性呼吸困难，狭窄程度较重者多表现为静息性呼吸困难。②体征：口唇发绀，吸气时有“三凹”征（指吸气时胸骨上窝、锁骨上窝、肋间隙出现明显凹陷）。③胸部X线平片：普通胸片对中心性气道狭窄的诊断价值有限，部分可以显示中央气道狭窄，有时也可通过肺不张等间接征象判断狭窄的部位及程度。④胸部CT：是一种重要的检查方法，多排螺旋CT可以通过三维重建立体图像，构建虚拟气管、支气管图像，还可以通过气道的仿真内镜更直观地判断病变的长度、形态、侵犯深度、狭窄程度，特别是远端气道的通畅情况及远端肺组织是否病变。⑤支气管镜：可直观诊断气道狭窄，直接观察狭窄的类型、程度及长度，并进行活检定性诊断。⑥肺功能检查：有助于评价患者肺脏基础状况、判断介入手术治疗安全性、决定麻醉方法及手术中要采取的相应气道处理措施。

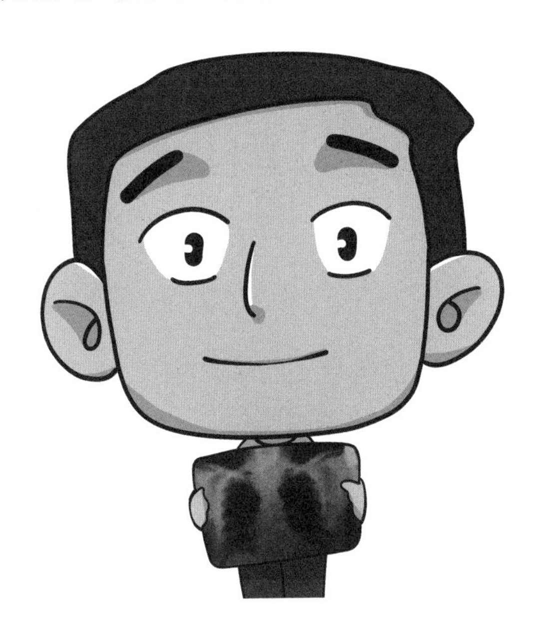

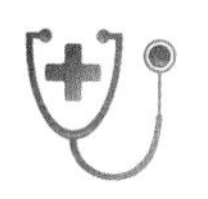

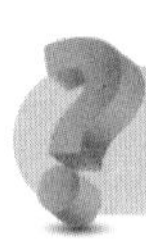

7. 哪些患者需警惕恶性中心气道狭窄的发生？

当患者出现咳痰、胸闷气促、痰血等不适，且伴有喘鸣及哮鸣音时，需警惕恶性中心气道狭窄的发生。既往有重度吸烟史、肿瘤家族史及个人肿瘤史的患者出现上述症状时需更为警惕。肿瘤家族史及个人肿瘤史包括：食管癌、胃肠癌、甲状腺癌、胸腺癌、喉癌、乳腺癌、肾细胞癌、转移性黑色素瘤及淋巴瘤等。

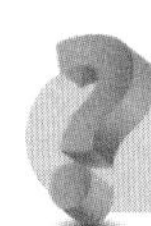

8. 怀疑自己有恶性中心气道狭窄该怎么办？

患者应立即至呼吸内科或介入肺脏病科就诊，提供既往有无肿瘤个人史资料，接诊医生会根据患者的临床症状、体征开具颈胸部CT检查，必要时可行CT三维重建，当明确存在中心气道狭窄时，可进行支气管镜检查直接观察气道狭窄情况，并进行活检明确恶性肿瘤类型。

9. 支气管镜可以帮助我们明确中心气道恶性肿瘤的病理类型吗？

对于恶性肿瘤的诊断必须依赖于组织病理诊断，简单讲就是获取恶性肿瘤的部分组织进行检验以判断是否为恶性，来源于什么部位，从而明确气道肿瘤类型并进行针对性治疗。中心气道恶性肿瘤位于气道内或周围，获取肿瘤组织的方法主要为支气管镜下取材，管腔内的肿瘤组织可用活检钳直接取材，管腔外的恶性肿瘤可采用超声支气管镜下穿刺活检，因此支气管镜检查在恶性中心气道狭窄的诊断中具有重要作用。

10. 对恶性中心气道狭窄能否行外科手术治疗？

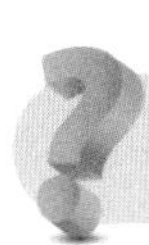

对于早期原发恶性气道恶性肿瘤可通过手术切除根治，手术方式包括袖式切除、支气管切除并行气道重建。对于其他部位肿瘤如甲状腺癌、胸腺恶性肿瘤、纵隔恶性肿瘤等压迫所致气道狭窄，应以外科手术切除原发肿瘤为主。对于其他部位转移至气管的恶性肿瘤，患者无法行外科手术。需要指出的是外科手术切除创伤大、风险高，部分患者可能因病变位置过高、范围过广无法行手术切除。且部分患者术后端吻合口还可发生瘢痕增生致再狭窄。因此能够手术的恶性中心气道狭窄患者相对很少。

11. 对于不能行外科手术的恶性中心气道狭窄患者可进行哪些治疗？

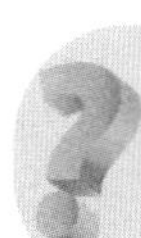

对于不能行外科手术的恶性中心气道狭窄的患者，可采用肿瘤放疗及支气管镜引导下的介入治疗等，目前支气管镜下介入治疗

是恶性中心气道狭窄的主要治疗手段，主要包括：①消融技术：通过热或冷消融使肿瘤组织坏死、碳化、汽化，达到祛除病灶的目的。②机械性切除术：通过硬镜、光镜前端直接切除肿瘤或部分肿瘤以恢复气道通畅。③气道扩张技术：主要包括高压球囊扩张、硬质支气管镜镜身的机械扩张和支架置入。因此支气管镜介入治疗在恶性中心气道狭窄的治疗中具有重要作用。

12. 支气管镜下介入治疗手段丰富，如何进行合理选择？

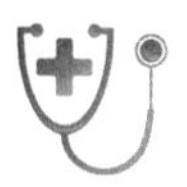

医生需根据患者恶性气道狭窄类型选择治疗方式，大致原则为：①对于累及气道的单纯性腔内型肿瘤，内镜下采用冷热消融清除或硬镜尖端直接切除即可。②如果为混合性狭窄，内镜下可采用冷热消融部分管腔内病灶，然后置入支架。③如果是外压性狭窄，可直接置入支架。具体治疗方式术前及术中需与患者家属充分沟通。

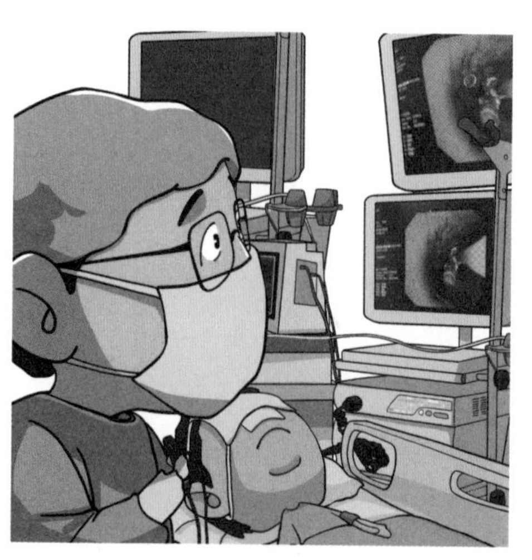

13. 对于恶性气道狭窄，如何看待支架的作用？

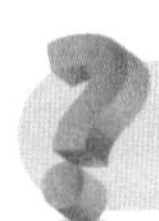

气管支架相当于一座桥梁，起到桥接支持的作用，当恶性气道狭窄无法解除或短期处理后肿瘤迅速增长致管腔再狭窄时，支架可以发挥无法替代的作用，迅速缓解呼吸困难症状，且可避免反复多次进行的支气管镜下瘤体消融治疗。但支架对于人体而言相当于气管异物，虽打开气道恢复通气，但存在痰液不易咳出、支架置入后刺激性呛咳、支架移位及远期支架上下缘肉芽增殖等并发症。所以选择合适的气管支架、合适的支架释放时机、加强支架置入术后的定期复查及每日雾化非常重要。

14. 支气管镜下介入治疗能否根治恶性中心气道狭窄，疗效如何？

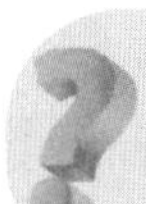

支气管镜下介入治疗虽不能根治恶性中心气道狭窄，但可以短期内迅速开放气道，显著缓解患者胸闷气促症状，为后续抗肿瘤治疗赢得时机。通过定期有效的支气管镜下介入治疗，患者可长期带瘤生存，改善患者的生活质量。

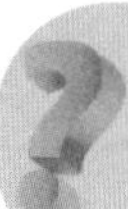

15. 在医疗工作中，有关于恶性气道狭窄难忘的典型病例吗？

临床工作中有太多这样的案例，部分患者住院时平车推入病房，经支气管镜下介入治疗后第二天即可行走，日常生活可自理，其中1例鳞癌晚期患者通过多次支气管镜下介入治疗生存期近5年。有一位令人印象深刻的老年男性患者，子女常年外出务工，与老伴在农村务农，患者出现咳嗽、痰血不适一年，因子女长期不在身边一直未做检查。临近过年时患者出现喘闷、呼吸困难伴大汗淋漓，可以听到明显的喘鸣音，当时急诊平车推入我科，急查胸部CT考虑纵隔肿瘤，气管中上段狭窄程度95%左右，气管压迫呈一条缝隙。我科立即开通了急诊绿色通道，紧急行支气管镜手术并放置了气管支架，术后患者呼吸困难症状立即改善。患者因为延误病情确诊时已是肺癌晚期，后期配合肿瘤化疗、放疗及免疫治疗等手段，生存期3年余。

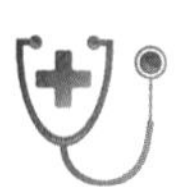

16. 恶性中心气道狭窄患者经支气管镜下介入治疗后，是否需进行其他抗肿瘤治疗？

恶性中心气道狭窄经支气管镜下介入治疗可迅速缓解胸闷气促症状，但伴随肿瘤的迅速生长可再次出现气道狭窄加重，因此患者在咳嗽、胸闷气促等临床症状缓解后应及时启动周身抗肿瘤治疗，包括肿瘤化疗、肿瘤放疗、肿瘤免疫治疗、肿瘤抗血管生成治疗及肿瘤靶向治疗等，以达到对肿瘤的控制，从而改善生活质量，延长生存期。

17.支气管镜下介入治疗是否安全？

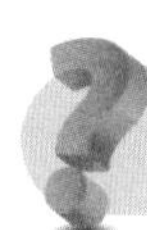

各种支气管镜下介入治疗技术成熟、十分安全，近年来支气管镜下介入治疗得到了快速的发展，专职支气管镜介入治疗医生经过了严格的培训，且具备大量的手术经验，能够将介入治疗风险降至最低。目前气道介入治疗主要并发症为气道治疗过程中或术后少量出血及气道损伤等，但以上并发症均为可控的。

18.对恶性中心气道狭窄进行支气管镜下介入治疗需间隔多久复查？

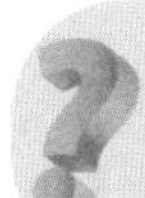

恶性气道狭窄患者经支气管镜下介入治疗后，需定期复查支气管镜及镜下巩固治疗，具体复查间隔时间尚无统一标准，需综合患者肿瘤类型、镜下肿瘤特点、镜下介入治疗疗效等因素考量，一般起始每周复查一次，根据镜下肿瘤控制情况及周身抗肿瘤是否有效逐步延长复查时间。当患者出现胸闷气促症状加重或颈胸部CT提示气道狭窄加重时，需立即就诊并行支气管镜检查及镜

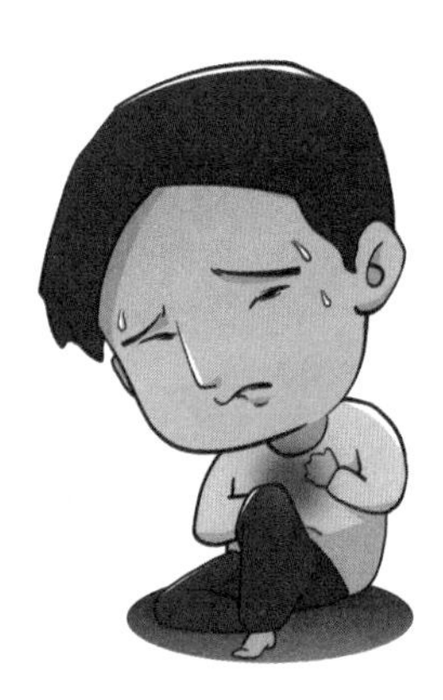

下介入治疗，同时动态调整支气管镜复查间隔时间。

19.恶性中心气道狭窄患者经支气管镜介入治疗后需注意哪些内容？

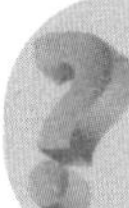

术后应关注患者有无咯血、喘闷加重、进食水呛咳、发热等情况，当出现上述情况时应及时告知主治医生，及时对症处理及完善相关检查。出院后患者应遵医嘱按期到医院复诊，尤其是恶性中心气道狭窄支架置入患者，需警惕支架移位、痰液潴留、支架上下缘肉芽增殖等并发症的发生，患者每日应坚持气道雾化吸入，当出现喘闷气促症状加重或咯血等不适时，应立即就诊并复查支气管镜，了解有无上述并发症的发生。

20.恶性中心气道狭窄患者生存期有多久？

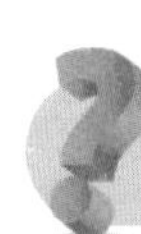

伴随肿瘤阻塞或压迫中心气道，恶性气道狭窄患者短期内可窒息死亡，临床工作中遇到的生存期最短的患者入院后第二天即死亡。通过支气管镜下介入治疗解除气道阻塞，患者窒息风险迅速解除，配合有效抗肿瘤治疗，大部分患者生存期大大延长，生存期数月至数年不等，随着肿瘤化疗、免疫治疗、靶向治疗等综合手段的应用，生存期数年以上的患者并不少见，但患者及家属的依从性、医患之间的充分沟通及相互信赖非常重要。

（程　超）

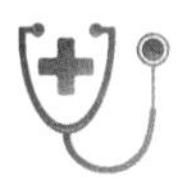

第七章
慢性气道疾病的内镜治疗

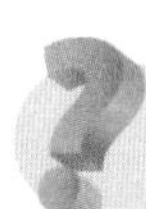

1. 什么是慢性气道疾病?

慢性气道疾病是以气道非特异性慢性炎症为特征的一组疾病，包括慢性支气管炎、肺气肿、慢性阻塞性肺疾病、支气管哮喘等，慢性咳嗽、咳痰、胸闷喘息为其主要症状。目前慢性气道疾病是我国十分常见、负担特别重的慢性疾病之一。

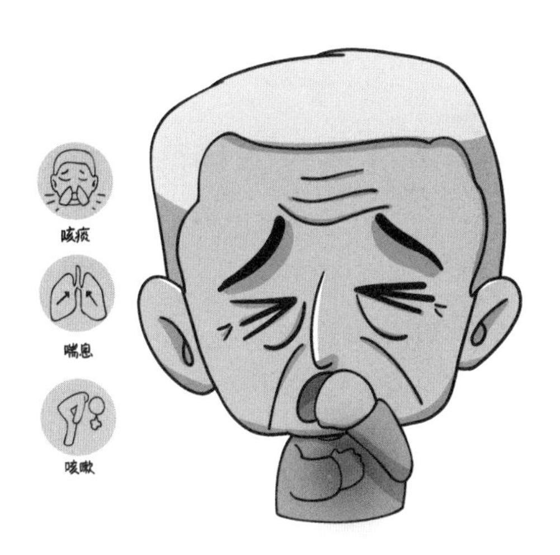

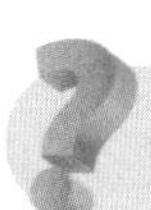

2. 在医院呼吸科中常见的慢性气道疾病有哪些?

在医院呼吸科中，常见的慢性气道疾病主要包括以下几种：①慢性阻塞性肺疾病：这是一种具有气流受限特征的疾病，通常是由于长期吸烟或其他环境因素导致的肺部损伤，包括慢性支气管炎和肺气肿两种类型。②哮喘：这是一种常见的慢性炎症性气道疾病，特征为气道高反应性和可逆性气流受限。哮喘患者可能会经历反复发作性喘息、咳嗽、胸闷和呼吸困难。③支气管扩张症：这是一种慢性肺部疾病，特征是支气管永久性扩张，常伴随慢性咳嗽和大量脓痰。此外，还有一些其他慢性气道疾病，如不明原因慢性咳嗽、间质性肺疾病、呼吸睡眠暂停综合征等。这些疾病在呼吸科中非常普遍，需要通过临床症状、体格检查、肺功能测试、影像学检查（如胸部X线或CT扫描）以及支气管镜检查来诊断。治疗策略可能包括药物治疗、生活方式改变、呼吸康复以及在某些情况下的介入治疗或手术。

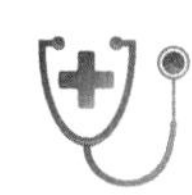

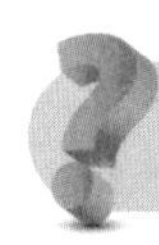

3. 慢性气道疾病和季节变化有关吗？

慢性气道疾病，尤其是慢性阻塞性肺疾病（COPD），与季节变化确实存在关联，这可能是由于在不同季节中，病原体的分布和活性发生变化，以及环境因素（如气温、湿度、空气污染等）的影响。在冬季，由于气候寒冷、空气干燥，人们更可能在室内聚集，这可能导致呼吸道病原体更容易传播。此外，冬季呼吸道感染的发生率增加，这些感染是COPD急性加重的常见诱因。还有研究指出，慢性阻塞性肺疾病急性加重期的就诊率在冬季较高，这可能与病原体的季节性增加以及非典型流感嗜血杆菌气道感染与病毒感染之间的相互作用有关。因此，对于慢性气道疾病的患者来说，季节变化可能会影响病情的稳定性和急性加重的发生。患者和医疗保健提供者需要意识到这种季节性风险，并采取适当的预防措施，如接种疫苗、避免接触病原体、改善室内空气质量等，以减少急性加重的风险。

4. 慢性气道疾病的诱因是什么？

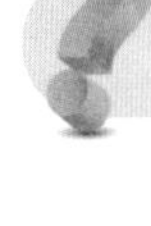

慢性气道疾病主要包括慢阻肺、哮喘等。哮喘的主要危险因素包括遗传性易感因素、环境过敏原的暴露、空气污染、病毒感染等。目前，在中国有超过一亿的慢阻肺患者。慢阻肺最重要的危险因素是吸烟、室内外空气污染物以及职业性粉尘和化学物质的吸入。所以我们一直提倡戒烟，拒绝二手烟、三手烟。得了慢阻肺后我们的肺泡就像海绵失去了弹性，废气存积在里面，难以排除，而且这种改变是很难逆转的，因此严重者会丧失劳动力，甚至必须依靠换肺手术来继续生存。治疗慢性气道疾病的目的就在于减缓它的恶化，保护现有肺功能，提高生活质量。在以往，药物控制是最好的方法，但是随着年龄的增大，肺功能持续下降导致一部分患者药物治疗收效甚微。

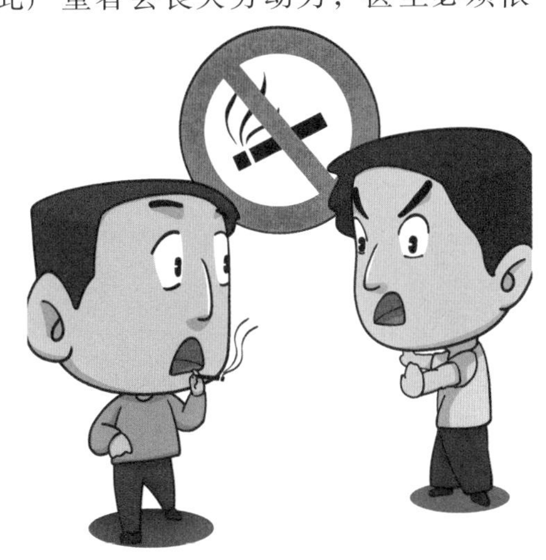

5. 普通支气管镜检查对慢性气道疾病患者有帮助吗？

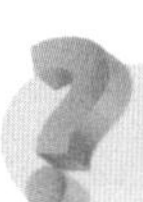

普通支气管镜检查对于慢性气道疾病患者十分有用，由于慢性气道疾病支气管镜检查提供了直接观察气道内部情况的手段，

有助于医生进行准确的诊断和制订治疗计划。具体获益包括但不限于以下几点：①诊断价值：支气管镜检查可以帮助医生直接观察气道内部，发现微小的病变，如支气管黏膜的炎症、肿瘤或其他异常情况。②治疗应用：支气管镜不仅用于诊断，还可以用于治疗，如通过支气管镜进行局部药物治疗、清除气道内的分泌物或异物等。③刷检和支气管肺泡灌洗：通过刷检和支气管肺泡灌洗获取标本进行细胞学、细菌学检查，有助于对感染性疾病的诊断。④安全性：支气管镜检查通常是一种安全的操作，尽管存在一定的并发症风险，如出血、感染等，但这些风险通过适当的术前评估和术中管理可以最小化。⑤患者体验：与需要开胸的大手术相比，支气管镜检查多采取局部麻醉或镇静，患者痛苦小、恢复快。⑥慢性气道疾病的规范化管理：支气管镜技术在慢性气道疾病的规范化管理中也起到关键作用，有助于提升诊疗水平。综上所述，普通支气管镜检查对于慢性气道疾病患者的诊断、治疗和管理均具有重要价值，能够提高治疗效果，改善患者生活质量。

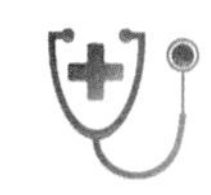

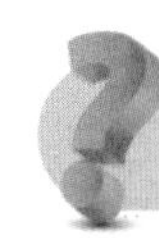

6. 可以通过支气管镜治疗慢性气道疾病吗？

当然可以，支气管镜的微创、便捷性在近年来备受关注，支气管镜作为胸部疾病诊断治疗的必要工具，也逐渐被广大老百姓认识。因为它不需要切口，通过人体自然的腔道进行操作，具有高效、安全的特性，术后患者恢复快。国内外的研发团队不断在寻求以内镜作为载具治疗慢性气道疾病，终于在近几年获得突破，并已开始应用于国内临床。

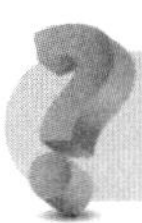

7. 支气管镜治疗慢性气道疾病的方法有哪些？

主要包括支气管热成型术、单向活瓣技术、弹簧圈肺减容术、热蒸汽肺减容术，这是针对慢性气道疾病的不同病理机制，相继出现的类似这样的新技术还有很多，如靶向去神经术、支气管流变成形术、支气管喷雾冷冻术等。这些新技术为难治性慢性气道疾病的患者带来了更多治疗选择。

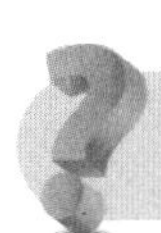

8. 什么是支气管热成型术？

支气管平滑肌增生在重症哮喘中非常常见，支气管平滑肌过度痉挛收缩会导致哮喘急性发作。通过支气管镜置入一个头端带射频装置的导管，射频探头发射的能量可以产生65℃的温度并持续10秒钟，逐渐移动探头的位置，使直径3~10毫米的支气管均接受治疗，这种技术叫作支气管热成形术（BT）。经过这种治疗后支气管平滑肌的数量会显著减少，从而减少哮喘急性发作，改善哮喘控制。支气管热成形术的治疗效果可以维持许多年。

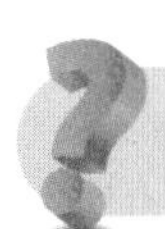

9. 什么是单向活瓣技术？

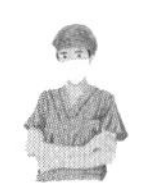

单向活瓣技术通过支气管镜将单向活瓣置入重度肺气肿的支

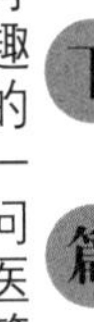

气管内。这种单向活瓣在吸气时关闭，呼气时打开，从而使活瓣远端肺组织的残气排出，减少重度肺气肿区域的体积，改善呼吸功能。已经上市的单向活瓣有EBV活瓣、IBV活瓣两种。这种技术通常选择肺气肿最严重的肺叶，置入2~4个活瓣。其中活瓣肺减容术是目前减容效果最好的介入治疗技术。

10. 什么是弹簧圈肺减容术？

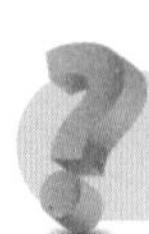

这种技术通过支气管镜将一种用特殊金属丝做成的弹簧圈置入重度肺气肿的区域。这种金属丝有“记忆”功能，在释放出来后会自动折叠成最初的形状，这样可拉动支气管以及周围肺组织进行折叠，以减少肺气肿的体积。通常双侧肺可以置入多个弹簧圈进行肺减容。即使不同肺叶间存在隐蔽的通路，也不影响这种减容术的效果。

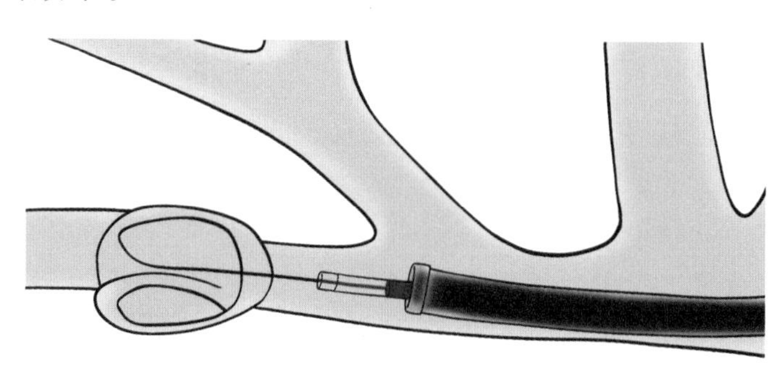

11. 什么是热蒸汽减容术？

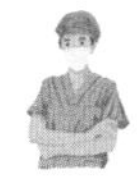

这种技术通过支气管镜向重度肺气肿区域的支气管内注入高

温水蒸气，在局部产生急性炎症，引起局部肺组织纤维化性修复，继而使远端肺组织塌陷或发生肺不张，由此达到肺减容的目的。热蒸汽肺减容术通常在双上肺进行，可以精确地选择治疗某些肺段，而非整个肺叶。即使不同肺叶间存在隐蔽通气，也不影响治疗效果。热蒸汽肺减容术是一种非常简便的介入减容术，是唯一精确到肺段且不受隐蔽通气限制的技术。

12.什么是靶向去神经技术?

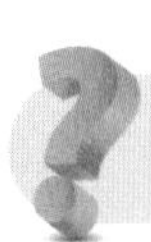

这种技术通过阻断肺部神经传递，以阻断肺部神经反射，从而调节气道张力、减少气道黏膜下腺体的黏液分泌、降低气道高反应性，达到改善气流受限的治疗效果。靶向肺部去神经术潜在影响还包括阻断其他调节因子介导的黏液分泌和炎症，预期可降低急性加重的发生风险，进而改善患者的咳痰和喘息症状，达到治疗慢阻肺的目的。

13.什么是支气管流变成形术?

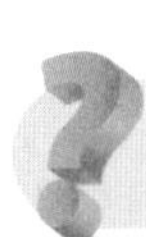

支气管流变成形术作为新型的慢阻肺介入治疗技术，也被称为“支气管上皮换肤术”，其治疗机制是脉冲电场非热能量作用于气道黏膜，有针对性地使产生黏液的“杯状细胞”减少，但同时充分保留了黏膜再生修复的能力，从根源上减少黏液的产生，进而改善患者咳嗽咳痰的症状，提高生活质量。

14. 什么是支气管喷雾冷冻术?

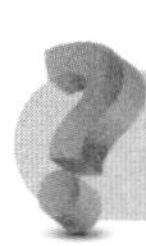

这种技术将喷雾冷冻导管经支气管镜放置于所需治疗的病变部位，喷雾头端将超低温冷冻介质——液氮（-196℃）以环周喷洒的方式喷洒至气道组织表面，利用液氮的低温对病变黏膜肥大增生的腺体与杯状细胞进行消融，同时保留基底细胞和细胞外基质，在此基础上短时间内快速生长出健康的黏膜，减少黏液分泌，恢复纤毛功能，达到治疗效果。该方法主要针对因纤毛功能障碍、黏液高分泌、细菌定植增加、气道炎症及氧化应激等主要病因导致的药物控制不佳的慢性阻塞性肺部疾病患者。

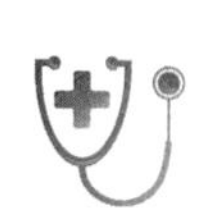

15. 慢性气道疾病患者都适合支气管镜下治疗吗?

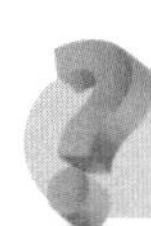

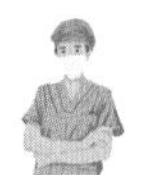

每项技术都有它适合的人群及治疗时机，就像活瓣肺减容术必须要求减容肺叶与其他周围肺叶之间不存在隐蔽的通路，因此是否适合进行活瓣肺减容术需要医生进行全面评估后才能确定。所以在每一例患者术前，我们会做相应的检查进行术前综合评估，再决定是否可进行支气

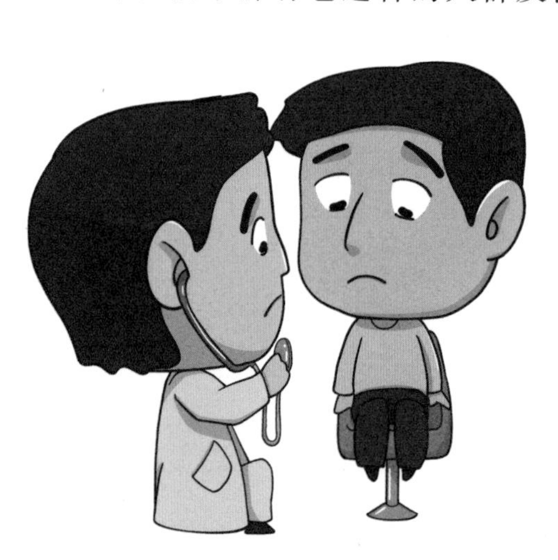

管镜下治疗。

16. 每个人的支气管镜治疗方案都差不多吗？

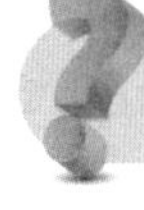

我们的介入治疗强调个体化方案，首先不同表型的患者适用不同的介入治疗术式，如对肺气肿表型的重症慢性阻塞性肺疾病患者介入治疗应考虑经支气管镜肺减容术（BLVR），而对支气管炎表型的慢性阻塞性肺疾病患者宜选择流变成形术或定量冷冻喷雾治疗。其次，患者的全身状态、合并症、基础肺功能和药物治疗各方面不尽相同，故在围术期管理、麻醉方案、随访等方面医生都会视情况而定。

17. 慢性气道疾病的支气管镜下介入治疗进展如何？

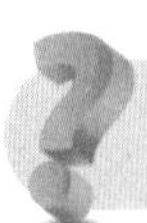

近年来国内外越来越多的专家和医疗器械企业将目光聚焦在慢性气道疾病的内镜治疗上。我们相信在不久的将来，会有更多更高效、安全的技术诞生。同时，更多的慢性气道疾病患者会从中受益，甚至治愈多年的顽疾。

（吴迎风）

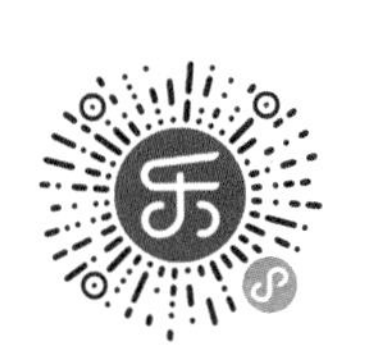

一探究"镜"——带您了解慢性气道疾病

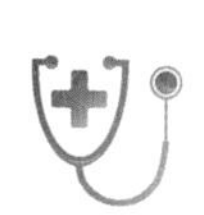

第八章
咯血患者做支气管镜检查有用吗?

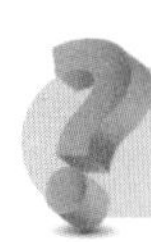

1. 咯血是指什么？常见原因有哪些？

咯血是指喉以下呼吸道任何部位血管破裂出血，经口腔排出。常见原因包括肺结核、支气管扩张、肺癌、肺脓肿等，还包括血管畸形等。

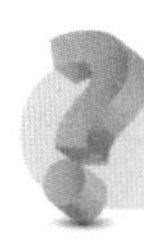

2. 咯血的量如何分类？

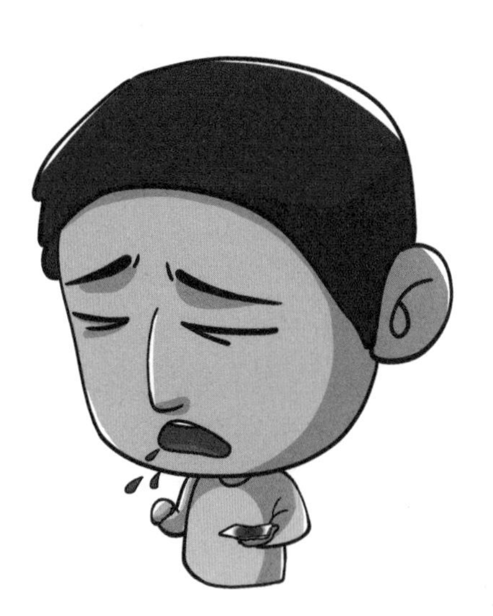

咯血通常分为小量咯血（24小时<100毫升）、中等量咯血（24小时100~500毫升）和大咯血（24小时>500毫升或一次咯血量>100毫升）。

3.致命性咯血的识别与急救措施包括哪些?

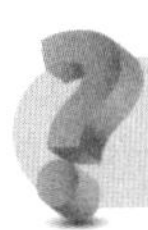

致命性咯血，顾名思义就是因为咯血危及生命了，那么我们怎么识别是不是致命性咯血呢？主要方法有：①咯血量大，这是最常见的。②因咯血导致呼吸困难，氧饱和度持续下降。③因咯血引起呼吸困难，导致烦躁。④因缺氧导致口唇、指甲发紫。急救措施包括：保持呼吸道畅通、足高头底位、拍背、用开口器打开口腔、迅速清除口腔及咽喉部积血、气管插管或切开、吸氧、适当应用呼吸兴奋剂。

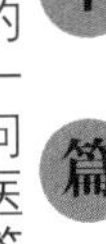

4.咯血与呕血有什么区别?

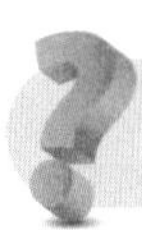

很多患者在住院或门诊时，被医生问是咯血还是呕血，都说是从嘴里“吐”出来的。其实咯血是血液在气管支气管里，当积累到一定的量后咳出来的。而呕血是消化道出血积累到一定的量后，经消化道“呕吐”出来的。两者来源不同，虽然最后都经过口腔“吐”出来，但一个是“咳”，从口腔吐出来；一个是“呕”，从口腔吐出来。这就是两者的区别。

5. 咯血的时候能做支气管镜吗？

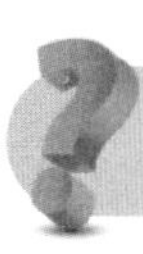

所有的有创检查或者治疗都是有风险的，支气管镜检查本身就可能出现咯血的并发症，所以支气管镜治疗咯血可能存在咯血加重、感染扩散、气道损伤等风险。但不是说咯血就一定不能做支气管镜检查或治疗。如果是抢救，不做支气管镜患者就没有生存概率了，那么医生在和家属充分沟通同意的情况下也可以尝试。

6. 咯血患者在什么情况下需要进行支气管镜治疗？

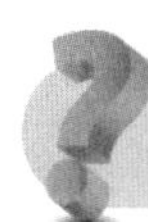

当患者大咯血时，血液不能及时排出或血栓堵塞气管腔从而危及生命，这时就需要支气管镜进入管腔将血液或血栓及时吸引出来，保证呼吸道通畅。如果出血量不大，比如痰血，但药物治疗效果不佳、出血原因不明，也需要支气管镜进入管腔寻找出血点，找病因。

7. 支气管镜治疗咯血有哪些优点？

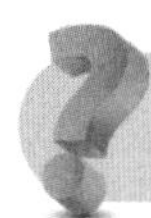

支气管镜的前端有摄像头，在仪器上可以将管腔内拍摄的东西放大，所以其主要优点就是直观，可以直接找到出血部位，进一

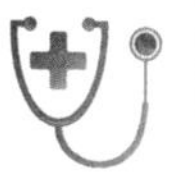

步观察出血部位，准确诊断，并进行针对性局部治疗。

8. 支气管镜治疗咯血需要多长时间？

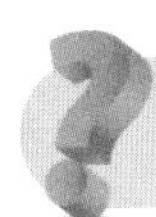

根据出血情况和治疗的复杂性，时间可能从几分钟到几十分钟不等。如果支气管镜进去没有看到明显活动性出血，那么可能几分钟就结束了；如果看到活动性出血，但出血量不大，我们采用支气管镜下注入止血药、冰生理盐水等措施，出血就会较快稳定。但如果出血量很大，支气管镜下去，镜下全是血，什么也看不到，这时候就很危险，同时治疗的时间也会很久，我们可能要吸引血液、血凝块，尽量保持呼吸道通畅，同时需要尽快找到出血部位，再用各种治疗方法来止血，这种情况可能需要1个小时以上。具体时间无法明确，所以还是要根据具体情况来处理。

9. 支气管镜治疗咯血后需要注意什么？

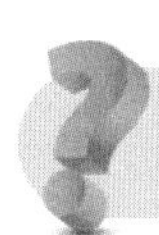

治疗后需要密切观察患者的生命体征，注意有无再次出血或其他并发症。通常治疗完后会在管腔内短暂观察，没有明显活动性出血才会退出支气管镜，然后继续观察生命体征。若再发生出血或出血量大，患者会出现呼吸困难、烦躁，血氧饱和度进行性下降，这时需要再次紧急行支气管镜检查，以观察支气管腔内情况。

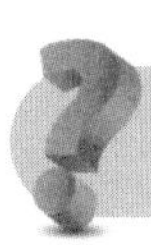

10. 支气管镜治疗咯血的成功率如何？

具体取决于出血的原因和严重程度。如能观察到出血位置且出血量不大，大部分还是能处理成功的。有些仅仅是痰血，或者出血已经停止了，支气管镜下检查就不能找到出血点，那么这种就无法镜下治疗。如果出血量很大，出血快，风险就很大，随时会危及生命，相对来说治疗成功率也会低一些，有时甚至需要联合支气管动脉栓塞术或者外科手术治疗。

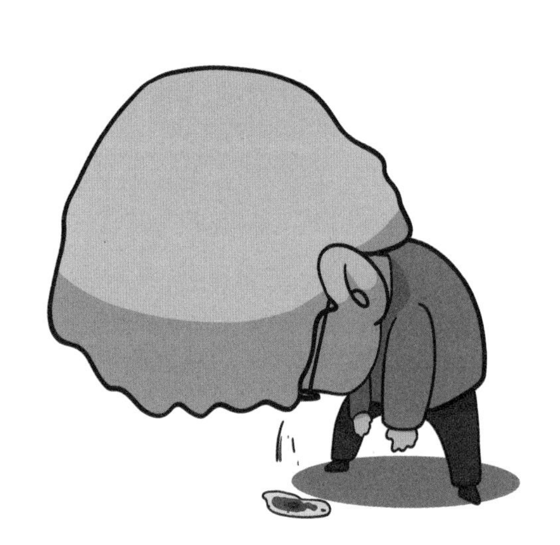

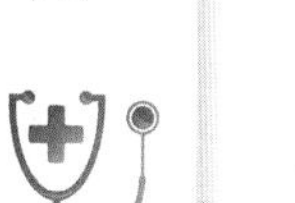

11. 咯血患者需要注意什么？

一般来说咯血属于呼吸科或者介入科急症，所以咯血患者基本都是要住院的。咯血患者需要减少活动，选择温软饮食；患者要卧床休息，或者患侧卧位；再根据恢复情况逐渐增加活动量。支气管镜检查治疗后患者需要住院观察，通常支气管镜诊疗2~3小时后可逐渐恢复进食和饮水。后期咯血患者需要针对引起咯血的原发病进行治疗，并遵循医嘱进行生活和饮食管理。同时也需要定期复查以监测潜在的复发或其他并发症。另外建议患者戒烟、避免接触刺激性气体、保持室内空气湿润、进行适当的体力活动等。

12.咯血的支气管镜下治疗常用方法包括哪些？

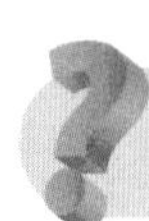

主要包括：①局部用药：通过支气管镜向出血部位喷洒或注入止血药物，如肾上腺素、凝血酶等，以达到局部止血的效果。②气囊填塞：使用带有气囊的导管置于出血的支气管内，通过气囊的充气压迫来止血。③冰盐水灌洗：使用冰盐水对出血部位进行灌洗，有助于减少出血。④局部热疗：利用APC、微波等治疗对出血部位进行凝固，以达到止血目的。⑤硬质支气管镜：在大咯血情况下，使用硬质支气管镜可以及时吸除血块，保持气道通畅，并在必要时进行机械通气或局部止血治疗。

13.支气管动脉栓塞治疗咯血适用于哪些情况？

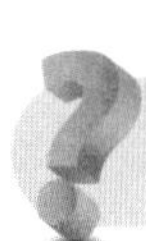

主要适用于急性大咯血、病因无法去除、不适合手术或患者拒绝手术、咯血量不大但反复发生者。对于正在大咯血的患者因为血液或血栓导致窒息，也需要在支气管镜治疗下保证呼吸道通畅的同时进行支气管动脉栓塞治疗。首先我们要进行支气管动脉栓塞术，通过数字减影血管造影（DSA）技术，找到出血的血管，然后在血管内放置栓塞材料，阻断血流，从而实现止血。这种效果一般都是立竿见影。但像肿瘤、支气管扩张这类疾病导致的咯血，可能短时间内效果好，后期仍会反复。

14.患者在家出现咯血该怎么自救?

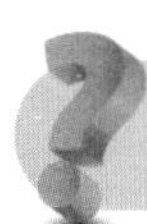

通常情况下，出现咯血的患者都会比较紧张，一般都会去医院就诊，这种做法也是正确的。在家发生咯血，处理时要注意以下几点：①无论何等量的出血，首先忌辛辣、刺激、过热过凉的饮食，减少活动。②如果是痰血，不用过分紧张，可以先观察，家里有云南白药等止血药物的，可以先按说明书服用，若仍反复痰血，最好去医院就诊。③如果是中等量咯血，换侧卧位，服用止血药后，立即就诊。④如果是大咯血，首先取患侧卧位，其次口腔里有血及时咳出，防止血块淤积阻塞气道，并且立刻拨打120。

15.什么是失血性休克?

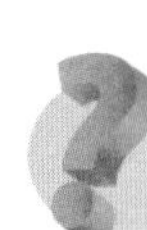

失血性休克是一种由于大量失血导致的低血容量性休克，它是一种严重的医疗紧急情况，需要立即处理。临床表现包括中心静脉压降低、心排量下降、低血压、心动过速、呼吸急促、皮肤苍白或发绀、尿量减少、意识障碍等。失血性休克的患者死亡的风险也是很大的，需要及时补液、输血，但是若“失血”这个问题解决不了，光输血也是拖时间。

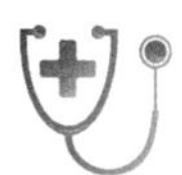

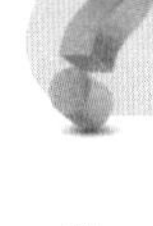

16. 大咯血是不是一定会导致死亡？

大咯血确实相对风险比较大，但也不代表大咯血就一定会导致死亡，主要还是看抢救是否及时。患者出现大咯血首先保证患侧卧位，然后用止血药物处理；效果不佳时可给予支气管动脉栓塞术；若咯血量大且急，短期内会有窒息风险，则需要支气管镜引流，气管插管，甚至手术治疗。总体而言，大咯血的致死率较高，但并不一定会导致死亡。最重要的是早发现，早处理。

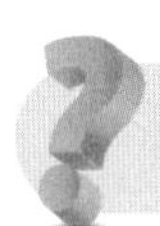

17. 咯血患者在平时生活中需要怎么保养？

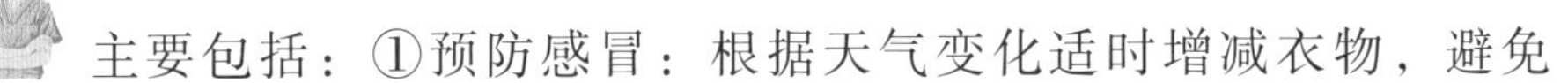

主要包括：①预防感冒：根据天气变化适时增减衣物，避免受寒感冒。②饮食管理：应选择富含维生素的食物，避免刺激性食物，保持大便通畅，以防增加腹压导致咯血。③居住环境：保持室内空气新鲜，适当调节室内温度和湿度，避免空气过于干燥，保持居室安静、清洁、舒适，阳光充足。④适度锻炼：进行适度的体育锻炼和呼吸功能锻炼，增强身体抵抗力，避免过度劳累。

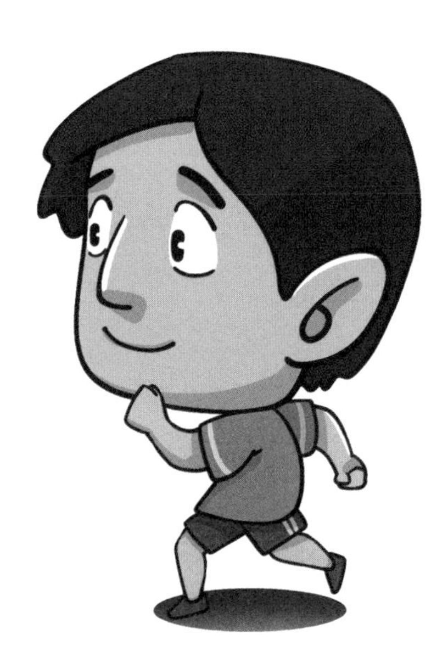

⑤急救药物准备：家中应备有急救药物，如止咳药、止血药物（云南白药）、镇静药物（如安定）等。⑥戒烟限酒：特别是有呼吸道疾病的患者，应戒烟限酒以减少咯血诱因。⑦定期复查：遵医嘱用药，定期到医院复查，监测病情变化，及时调整治疗方案。⑧窒息预防：了解相关的医学知识，比如咯血窒息的先兆症状，如出现胸闷、呼吸困难等情况应立即就医。⑨急救知识：患者及家属应学习一些基本的急救知识，如发生大咯血时的应急处理。

（张　鹏）

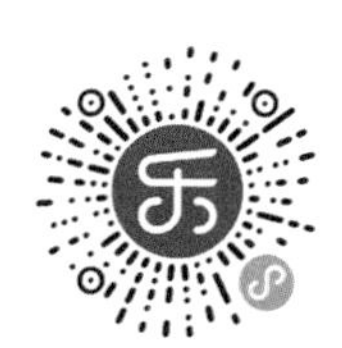

一探究“镜”——带您了解咯血与呼吸内镜

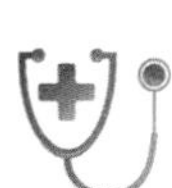

第九章
气管瘘了怎么办?

1. 什么叫消化道-呼吸道瘘?

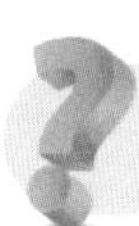

由于各种原因造成呼吸道管壁的完整性受到破坏，管壁上出现瘘口时称为呼吸道壁瘘。若瘘口造成下呼吸道与消化道相通，进而导致消化道内容物进入呼吸道，引起咳嗽、发热、咳痰等一系列呼吸道症状，就称为消化道-呼吸道瘘，这是呼吸科、消化科、胸外科、介入科、放射科和肿瘤科等多个学科共同关注的一种危重疾病。

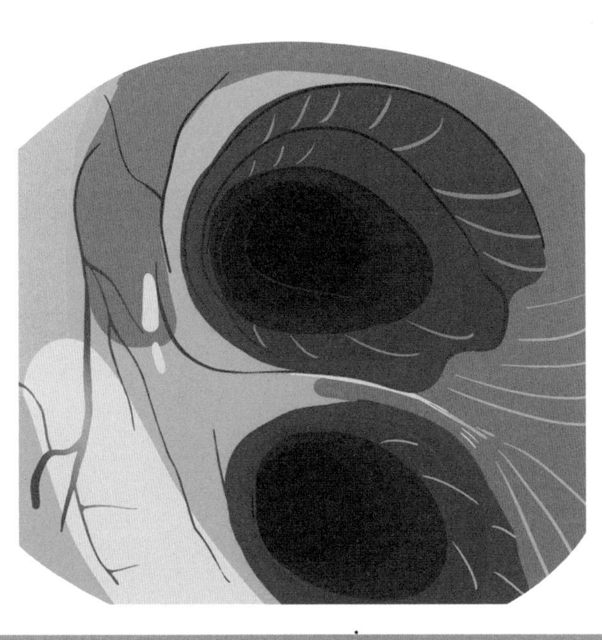

2.医学上“瘘”和“漏”有何区别?

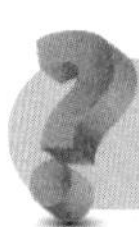

瘘和漏是两个医学术语，它们描述的是不同的病理情况，具体的区别如下：

（1）定义上的区别：瘘：指体表上皮细胞与内脏或深层组织之间形成的病理性管道，具有内口和外口。瘘管可以是自然发生的，也可以是为了治疗某种疾病而形成的。漏：通常指的是空腔脏器吻合口出现的泄漏。

（2）病因上的区别：瘘：可能由胚胎发育异常、感染、手术等因素引起。漏：常见于手术后的吻合口，尤其是肠道手术后，由于吻合口愈合不良导致的泄漏。

（3）症状上的区别：瘘：常见症状包括经久不愈或时好时坏、局部红肿等，瘘管的外口会流出脓水，淋漓不断，形成不能收口的溃疡疮口。漏：症状通常与泄漏的液体或气体有关，如腹胀、腹泻、腹部疼痛等。

（4）治疗上的区别：瘘：治疗可能需要手术修复瘘管，以及控制感染。漏：治疗可能包括手术修复、抗生素治疗、加强营养补给和护理等。

（5）发展阶段的区别：在某些情况下，如肠瘘和肠漏，早期的泄漏称为漏，而如果泄漏持续并最终形成了慢性感染性通道，则称之为瘘。

综上所述，瘘和漏虽然都涉及体液或气体的异常流动，但它们在定义、病因、症状、病理发展阶段等方面存在明显的区别。在临

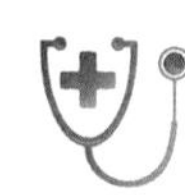

床诊断和治疗中，正确区分瘘和漏对于制订合适的治疗方案至关重要。

3. 消化道-呼吸道瘘的分类有哪些?

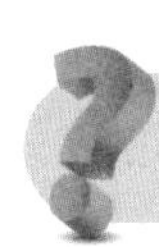

根据病因消化道-呼吸道瘘可分为先天性和获得性两种。先天性消化道-呼吸道瘘是由于先天性胚胎发育异常导致的食管与气管间由瘘道相连通，约1/2的患者伴有其他先天性畸形，如心血管、肺发育不全等，多发病于新生儿阶段，偶见于成年人，少数患者有家族史。临床上成人以获得性消化道-呼吸道瘘居多，具体包括：

（1）气管食管瘘。由于各种因素导致呼吸道与邻近食管破溃形成病理性交通，使胃内容物可通过气管食管瘘涌入气管或支气管，导致胃液腐蚀气管壁，继发感染和窒息死亡等并发症。瘘口可发生于喉以下气管和双侧主支气管的任何部位。

（2）胸腔胃-呼吸道瘘。这是食管癌切除术后严重且威胁生命的并发症之一。形成胸腔胃-呼吸道瘘的相关因素包括：①放疗：手术后若肿瘤残留，将对食管床区进行放疗，位居食管床区的胸腔胃组织接受过量的射线容易导致放射性胃溃疡、胃壁坏死、穿孔和呼吸道损伤；②胃酸化学性刺激及胃液消化酶局部腐蚀导致胃穿孔，进而损伤呼吸道管壁；③肺部感染及纵隔局部炎症；④肿瘤复发及侵袭；⑤手术愈合不良及局部缺血；⑥化疗，全身营养不良等。

（3）食管吻合口-呼吸道瘘。食管癌经手术切除后，吻合口区域的大剂量放射线治疗或吻合口肿瘤复发、直接蔓延浸润呼吸道易造成吻合口瘘。另外，吻合口狭窄扩张治疗后、吻合口出现感染等情况也容易导致吻合口瘘的形成。

（4）食管-肺泡瘘。主要源于食管癌和支气管肺癌，放疗或化疗导致食管瘘，及瘘破坏纵隔、胸膜和肺组织，促进了食管-胸膜腔-肺泡瘘口形成。所有食管-肺泡瘘患者均存在误吸性肺炎，79%的患者存在肺部炎症或脓肿。

4.获得性气管食管瘘的病因及分类有哪些?

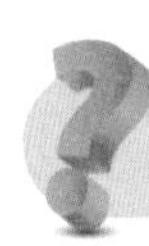

近年来，随着接受气管插管和机械通气的重症患者明显增多，气道及食管肿瘤发病率较前增高，食管介入手术及颈胸部手术的广泛开展，气管食管瘘患者也明显增多。由于其病因复杂，治疗手段有限，治疗效果差，死亡率高，临床处理较为棘手。获得性气管食管瘘根据病因分为良、恶性两大类。良性多见于外科术后、食管支架置入术后、气管插管后等呼吸道损伤、感染性疾病、创伤等。恶性多继发于晚期食管癌、晚期肺癌、纵隔恶性肿瘤、甲状腺癌、其他部位的肿瘤转移至呼吸道和胸部肿瘤放疗后。其中大部分继发于晚期食管癌，比例在70%以上，0.2%~5%的食管癌患者和1%的肺癌患者可发生气管食管瘘。气管食管瘘可分为创伤性气管食管瘘、医源性气管食管瘘、肿瘤性气管食管瘘、食管异物或食管憩室引起的气道食管瘘和感染相关性气管食管瘘五大类。

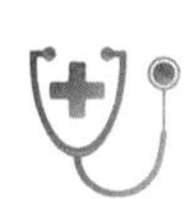

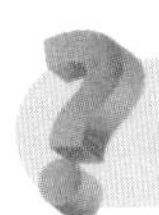

5. 创伤性气管食管瘘的具体原因有哪些？

创伤性气管食管瘘指因创伤引起的食管与气道之间的贯通，常见于食管、气管锐器伤（如刀、子弹或飞物的贯通伤可致气道食管瘘），胸部钝器伤（如车祸、挤压伤或打击伤），吞入或吸入强酸、强碱亦可以引起气管食管瘘。由于食管位于后纵隔，位置较深而受到保护，能损伤食管的外伤多合并胸部其他脏器的损伤，常伴有肋骨骨折、血气胸或其他更为严重的情况，故创伤性气管食管瘘的症状常出现或发现较晚。其症状可表现为颈部疼痛、皮下气肿、咯血、气促，颈部伤口有气体逸出、吞咽时呛咳、吞咽困难及相应的伴随症状。

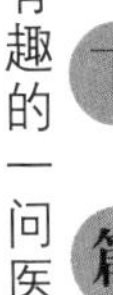

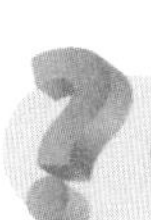

6. 什么叫医源性气管食管瘘？

医源性气管食管瘘是指出现在诊疗其他疾病过程中或诊疗后的一类疾病，分为机械通气相关性和非机械通气相关性气管食管瘘。机械通气相关性是最常见原因，主要发生于气管插管或气管切开患者，常见于声门下及颈段气管，也可见于胸段气管。非机械通气相关性气管食管瘘临床相对少见，包括颈胸部肿瘤放射治疗后组织

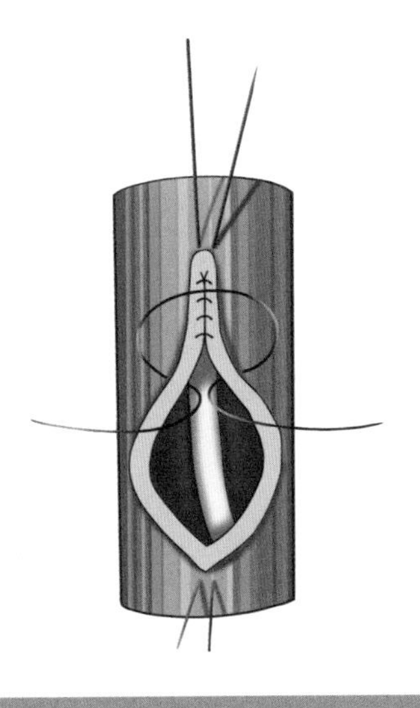

坏死损伤、食管支架压迫等原因。

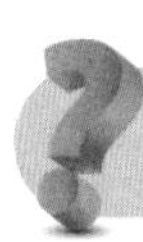

7. 什么叫肿瘤性气管食管瘘？

肿瘤性气管食管瘘形成的主要原因为食管、气管或邻近组织相关肿瘤引起的组织坏死，致使食管与气管之间的贯通，由食管、肺、甲状腺及纵隔淋巴结等部位的恶性肿瘤引起，此类患者大多属于肿瘤晚期或已经手术治疗后复发，多合并食管或气道狭窄，无法再耐受外科手术治疗。一旦出现这种并发症，预后极差，如无有效的治疗，大多数患者在几个月甚至几周内死亡。

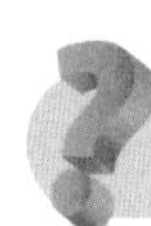

8. 食管异物或食管憩室引起的气管食管瘘有哪些？

食管异物是引起气管食管瘘较为常见的原因之一，多见于误吞鱼刺、动物骨头、电池板、硬币及金属线轴等。由于食管是一个被动性和适应性的器官，它的蠕动不足以排出较大的异物，故异物引起的消化道穿孔多发生于食管段。气管食管瘘的发生与误吞异物的大小、形状及材料相关。光滑的异物容易通过消化道排出，而不规则、粗糙的异物则容易滞留于食管引起气管食管瘘。此类患者多见于儿童，因儿童患者常有误吞异物史，当异物不能通过食管时，导致滞留部位发生炎症及坏死，后导致瘘管形成。食管憩室处破溃引起的气管食管瘘也时有报道，食管憩室由于其壁薄弱，如发生食物、异物潴留、感染或长时间机械通气等情况都易引起食管穿孔，

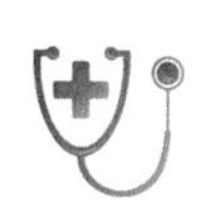

进而形成气管食管瘘。胃食管反流等疾病引起的食管壁的炎症反应也是引起气管食管瘘的原因之一。

9. 感染相关性气管食管瘘有哪些?

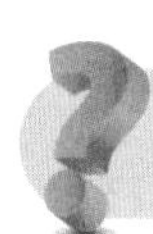

感染相关性气管食管瘘临床少见，多见于结核感染患者。结核相关纵隔淋巴结炎症、肉芽肿破溃腐蚀支气管壁和食管壁可能为其致病原因。据报道，一结核性脊柱炎引起气管食管瘘的青年患者，经外科手术修补治疗后好转。

10. 消化道-呼吸道瘘的临床表现有哪些?

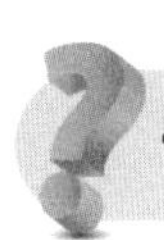

消化道-呼吸道瘘发病率低，涉及较多学科，且部分患者无特异性临床表现，临床上常被忽视并导致误诊或漏诊。其特征性的临床表现为吞咽或进食后阵发性呛咳，可咳出胃液或食物残渣，也可伴有咯血。部分患者可表现为反复发生相同部位的肺部感染、不明原因的胸腔积液等，对于此类患者，需进一步完善相关检查。

11. 消化道-呼吸道瘘如何诊断?

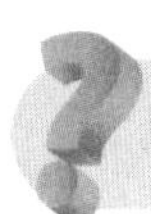

除典型的临床症状外，胸部CT或磁共振检查可发现较大的瘘道，是诊断消化道呼吸道瘘的敏感方法，但由于CT的容积效应和

磁共振的空间分辨率不高，部分气管食管壁较薄处显示为无组织区，可误诊为气管食管瘘，故此检查并非特异性方法。另外，对于瘘管位置、走形、形状、大小等不能直观地了解。食管或气管X线造影不仅有重要诊断价值，多角度摄片也可直观判断瘘管位置、走形、形状、大小等情况。患者口服美兰后如咳出蓝色痰液或分泌物，在排除美兰口咽部残留或误吸后可诊断；胃管注入美兰后如气道吸出蓝色的分泌物可诊断，但这两种方法不能明确瘘口位置。胃镜检查不但可以确诊并发现瘘口，还可观察瘘口周围情况，必要时可进行病理活检确诊疾病。支气管镜检查可确认瘘口在气管或支气管内的位置。但对于较小的瘘口，胃镜及支气管镜检查都容易漏诊，患者口服美兰后再行支气管镜检查可提高诊断的敏感度及特异度。

12. 消化道-呼吸道瘘的治疗方式有哪些？

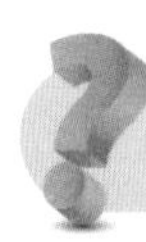

消化道-呼吸道瘘的病因多样，患者基础状况差异巨大，治疗手段多样，往往并非单一的治疗策略可以获得满意效果，通常需要多种方式结合才能达成。治疗手段主要包括内科保守治疗、外科手术治疗、内镜介入治疗等。其中经支气管镜、胃镜及影像引导下的介入治疗是不适合手术的继发

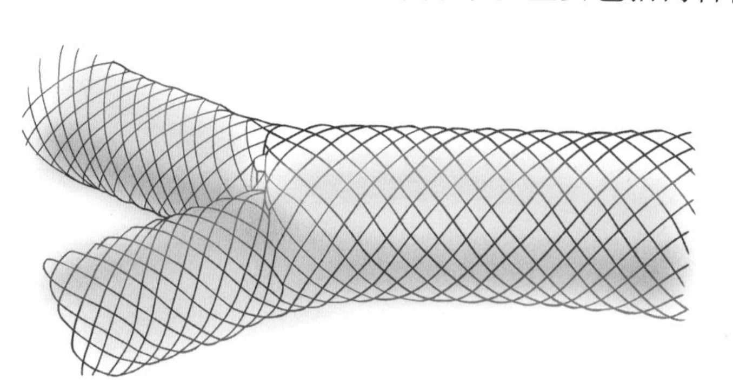

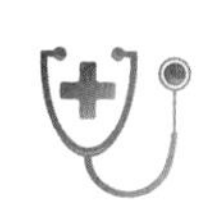

性消化道-呼吸道瘘的主要治疗手段，可很大程度地减轻患者的症状，改善其生活质量，目前最常用介入治疗手段主要为呼吸道和/或消化道支架置入。

13. 消化道-呼吸道瘘患者的“内科保守治疗”具体包括哪些？哪些患者需要外科手术治疗？

（1）对一般情况较差不能耐受手术者或晚期食管癌引起的恶性瘘，采取内科保守治疗，也有保守治疗后瘘口完全愈合的报道。内科保守治疗主要包括使用抗生素控制肺部感染、肠内外营养支持等支持治疗，以及止咳、化痰、抑酸、护胃等对症处理。此外，对于胸腔胃-呼吸道瘘、食管吻合口-呼吸道瘘患者，除禁食外，还需留置胃管进行胃肠减压，以减少酸性胃液流入呼吸道。

消化道-呼吸道瘘患者由于无法经口进食，以及感染所导致的应激及炎症反应，常出现严重的营养不良。营养不良一方面导致瘘口延迟愈合或无法愈合，同时也导致临床并发症显著增加。因此，积极有效的营养支持对于气管食管瘘的整体治疗效果至关重要。此外，患者多伴有胃食管反流，应抬高床头入睡，可有效地减少反流，避免因睡觉时反流造成的呼吸困难，有助患者入睡。

（2）对良性获得性消化道-呼吸道瘘患者，如有手术机会应尽量争取手术切除瘘管和病变的组织。

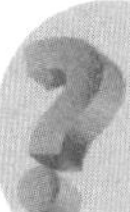

14. 呼吸内镜下的介入治疗有哪些方式？对气道瘘的治疗有什么优势？

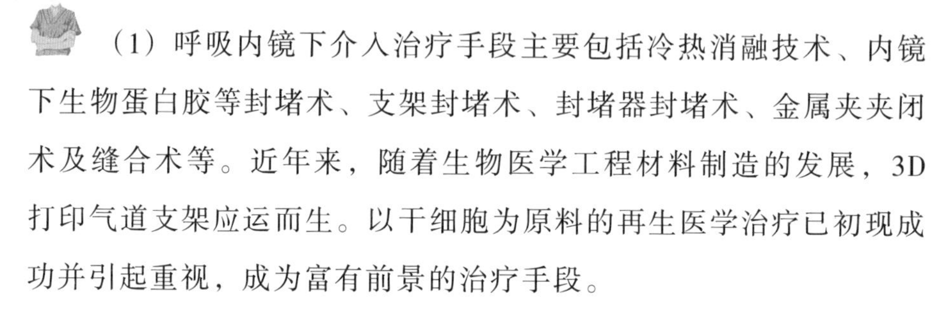

（1）呼吸内镜下介入治疗手段主要包括冷热消融技术、内镜下生物蛋白胶等封堵术、支架封堵术、封堵器封堵术、金属夹夹闭术及缝合术等。近年来，随着生物医学工程材料制造的发展，3D打印气道支架应运而生。以干细胞为原料的再生医学治疗已初现成功并引起重视，成为富有前景的治疗手段。

（2）优势：①微创性：与传统的开放手术相比，支气管镜下介入治疗是一种微创治疗方法，减少了对患者的身体创伤。②快速缓解症状：支气管镜下介入治疗可以迅速缓解患者因气管瘘引起的呼吸困难、气急和胸闷等症状，可作为急诊处理手段，快速控制病情。③安全性高：支气管镜下介入治疗在全程心电、血氧监护下进行，提高了治疗的安全性。④恢复快：由于是微创治疗，患者术后恢复期短，可以更快地恢复正常生活。⑤并发症少：相比于开放手术，支气管镜下介入治疗的并发症发生率较低。⑥治疗手段多样：支气管镜下介入治疗包括使用生物胶、硬化剂、支架及封堵器械等多种方法，可以根据患者的具体情况选择最合适的治疗方案。⑦改善生活质量：通过有效治疗气管瘘，可以显著改善患者的生活质量，并为后续治疗提供机会。⑧适用于手术风险高的患者，特别是无法手术及无法耐受手术的恶性肿瘤患者。⑨精确定位：支气管镜可以精确到达瘘口位置，进行精确封堵或治疗，减少了对周围正常组织的损伤。⑩技术成熟：随着医疗技术的发展，支气管镜下介入

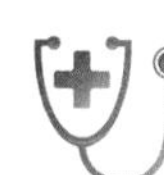

治疗技术已经较为成熟，治疗效果确切。⑪个性化治疗：支气管镜下介入治疗可以根据气管瘘的类型、位置和大小进行个性化治疗，提高了治疗的针对性和成功率。⑫成本效益：相比于高昂的开放手术费用，支气管镜下介入治疗通常具有更好的成本效益比。

综上所述，支气管镜下介入治疗为气管瘘患者提供了一种安全、有效、微创的治疗选择，尤其适合于那些手术风险高或无法进行手术的患者。

15. 呼吸内镜下氩气刀和冷冻治疗在气管食管瘘中有何作用?

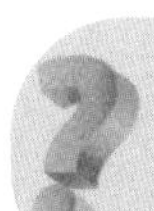

氩气刀很早被用于瘘口闭合，通过烧灼瘘口周围黏膜，使蛋白质变性产生炎症反应，促进炎症区域的血管增生和组织愈合。有研究者使用氩等离子体凝固治疗气管食管瘘，瘘口大小在1~3毫米，成功率为66%，但要求瘘口周围无肿瘤浸润和感染征象。近年来，冷冻消融技术被广泛应用于支气管结核淋巴瘘的治疗，通过探针迅速降温冰冻病变组织，可快速清理坏死物，且不影响正常黏膜的生长，从而促进瘘口的愈合。

16. 支气管镜介入治疗下的封堵剂有哪些，应用如何?

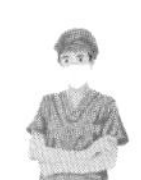

封堵剂如纤维蛋白胶、合成水凝胶、氰基丙烯酸酯胶及聚乙

烯醇海绵，用于治疗气管瘘。小瘘管（<5毫米）使用封堵剂容易成功，而大瘘管不适合单独使用封堵剂。封堵剂能阻断瘘管并缓解症状，但封堵剂受气流冲击影响，容易脱落、移位，瘘管再通，脱落物也有阻塞气道风险，注射胶水流入操作通道会损坏支气管镜。

17. 封堵器经支气管镜介入封堵气管瘘的技术优劣如何？

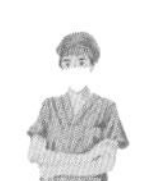

（1）优势：①对患者临床一般情况要求不高，基本与常规支气管镜检查条件一致。②麻醉条件要求不高：对于临床情况差的患者，未能耐受全麻手术，可在镇静情况下进行治疗。③设备要求简单：单纯使用可弯曲支气管镜即可完成操作治疗，直视下操作，可加用透视或不用透视下封堵。④封堵后能得到良好的物理封堵，能阻隔气体及液体。⑤封堵器生物相容性好，已在先心病封堵治疗得到验证。⑥可联合其他治疗方法如闭式引流、组织胶等方式治疗，联合治疗将快速、有效地封堵瘘口，降低再次感染风险及呼吸衰竭的发生，缩短住院时间。⑦临床条件差的患者可作为一种外科手术前的桥接治疗，有助于控制感染，为外科手术治疗创造条件。⑧相较使用气道支架治疗而言，封堵器植入后封堵器覆盖气道黏膜面积较少，有助于痰液排出。

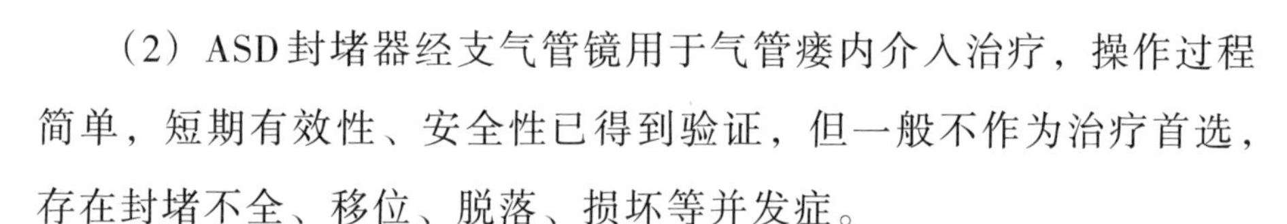

（2）ASD封堵器经支气管镜用于气管瘘内介入治疗，操作过程简单，短期有效性、安全性已得到验证，但一般不作为治疗首选，存在封堵不全、移位、脱落、损坏等并发症。

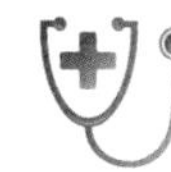

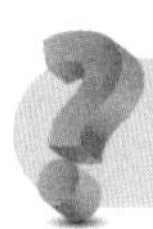

18. 支架置入在气管食管瘘中的应用有哪些?

气管或食管支架对于因恶性或良性肺、食管疾病引起的气管阻塞及瘘管，置入多种不同材料制成的气管或食管支架是一种重要的治疗方法。支架置入术一般包括气管支架置入术、食管支架置入术、食管与气管同步双支架置入术等。其中气管支架主要包括金属覆膜支架和硅酮支架，金属覆膜支架与气管壁的贴壁位置较好，有利于降低支架的迁移率，然而它的耐久性较差，可能发生金属疲劳和支架断裂。食管支架常用两端带蘑菇头的食管自膨式全覆膜或部分覆膜金属支架。

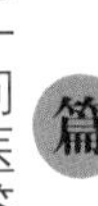

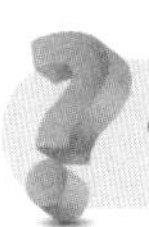

19. 支架置入术后如何管理和随访?

对于接受呼吸道或食管支架置入的患者，术后均应严格管理及定期随访，定期复查内镜。呼吸道支架术后2周内易出现分泌物潴留，每天应行至少4次超声雾化吸入碱性液体，结合静脉补液、湿化痰液，使痰液易于咳出，并每周复查1次支气管镜。1个月后易出现肉芽肿，3个月内应每月复查1次支气管镜。半年后部分金属覆膜支架会出现膜破裂，患者会再次出现呛咳症状，需及时更换支架。食管支架早期易移位，需严密观察，及时调整支架的位置。3个月后支架两端易出现肉芽组织，堵塞时需及时处理。

（王月明）

第十章
支气管镜与外科手术的关系

1. 支气管镜和外科手术有关系吗?

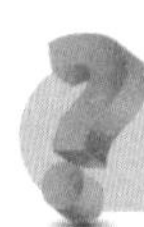

与支气管镜相关联的科室有很多，不仅包括呼吸科，在我们内镜中心进修的学员就包括呼吸科、结核科、胸外科、重症医学科等多个科室，所以说支气管镜应用广泛、意义重大。

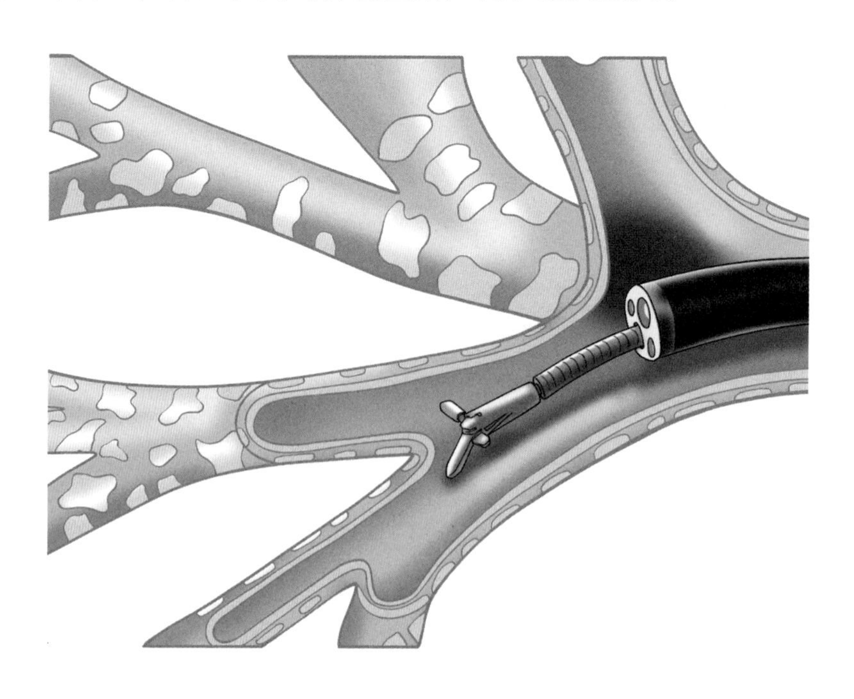

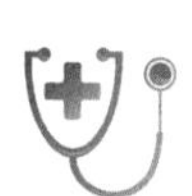

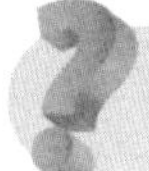

2.胸外科手术前是否要做支气管镜检查?

建议肺部手术前行支气管镜检查。支气管镜是一种通过口腔进入气管和支气管进行扩张和显像的检查工具。通过支气管镜可以观察气管和支气管的情况，包括病变位置、大小和性质等，有助于确定手术方案和手术范围。支气管镜还可以检查气管和支气管内是否有痰栓、异物或狭窄等情况，以及评估术前的肺功能和呼吸道状况。通过支气管镜检查可以提前发现并解决潜在的问题，减少手术期间的风险，保障手术的安全与成功。在肺部手术前进行支气管镜检查是十分必要的。

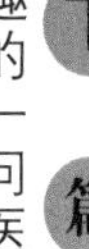

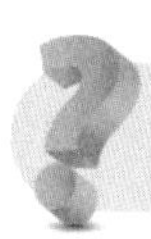

3.肺癌手术前是否需要做支气管镜检查?

首先，我们先来了解一下支气管。支气管因其形态酷似自然界中的树木，又被称为支气管树。它的结构确实像一棵倒过来的树。这棵树的主干称为气管，然后根据二分法，一枝分为两枝，即左右支气管，如此反复经过2~4级分支，最后与肺泡相连。支气管与肺泡的关系就好像树干、树枝与树叶的关系一样。当然还有血管、淋巴管共同组成了肺脏。肺部的肿瘤就好比挂在这棵“树”上的“果实”。当然，肺部肿瘤手术不是采摘果实那样简单地修剪，我们做肺部手术的时候会根据肿瘤的大小和位置来切除一部分的肺脏，好比修剪树枝的枝叶，或许是修剪一小枝，或许是修剪一侧主干。而如何选择切除的范围，也就是修剪多大的“枝干”，除了影像学上的判断外，支气管镜的检查也是核心辅助手段之一。所以肺癌手术前一般建议做支气管镜。支气管镜可以帮助明确管腔内的情况，必要的时候完善活检明确病理，同时也可以帮助指导手术范围以及评估一些微小病变。

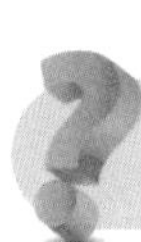

4.电磁导航支气管镜是什么？是不是非常厉害？

近年来，随着人们体检意识的提高以及低剂量螺旋CT的普及，越来越多的人被筛查出肺结节，有一些经过评估后考虑为早期肺癌可能，胸腔镜肺结节微创手术便成了胸外科最常见的术式。然而由于有些肺结节体积小、密度低，周围胸膜多无皱缩改变，胸外科医生在镜下无法快速找到结节，因此此类小结节的手术定位给胸外科医生带来了挑战，而快速精准定位病灶是手术成功的关键。

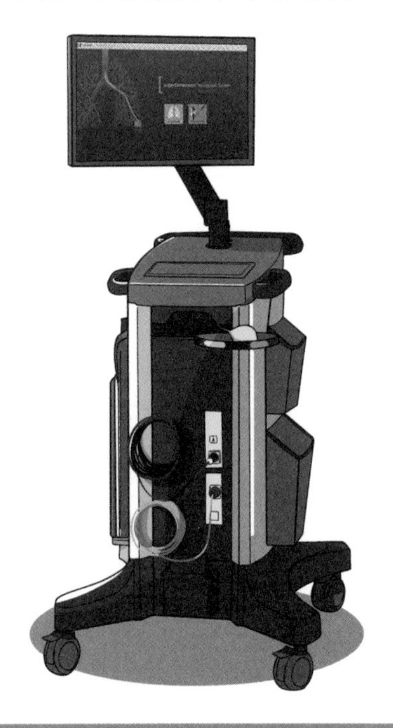

电磁导航支气管镜（ENB）的问世，为肺外周病灶的诊治提供了新的微创手段。它是将磁导航技术和支气管镜检查及三维重建技术结合起来的新技术，利用体外磁场定位板引导支气管镜找到靶病灶。此项技术优势明显：①支气管镜可循

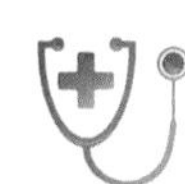

迹，以类似“GPS”导航方式到达全肺，包括肺周边的小结节。②电磁导航支气管镜是麻醉后经人体自然通道到达肺内病灶，相对无创，既规避了血气胸风险，也减少了疼痛。③导航下可对病灶进行精准定位和活检采样，并可进一步进行标记，利于手术、微波、活检、放疗等精准治疗，最大限度地保留肺部功能，提高患者日后的生活质量。

5.外科手术后的患者是否需要做支气管镜检查？

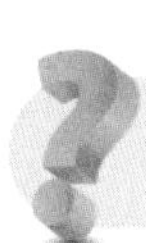

胸外科手术后由于血凝块堵塞气道或开胸，患者惧怕咳嗽引起疼痛，造成痰液或血凝块阻塞引起肺不张，如果患者出现肺不张病症严重或者其本身体质较差时，保守治疗效果不佳，往往需要行支气管镜下吸痰及支气管镜下支气管肺泡灌洗，有效清除气道分泌物，减轻肺不张。还有的行肺叶或者肺段切除的患者，可以在手术后行支气管镜检查观察术后吻合口情况，如有异常也可以进行及时有效的处理。

6.外科手术后出现肺不张需要在床旁做支气管镜吸痰吗？

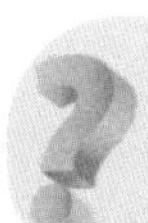

一般情况下，患者在胸外科手术后出现肺不张情况的最常规治疗方法是物理治疗法，就是帮助患者咳嗽等常规保守治疗。如果患者出现肺不张病症严重或者其本身体质较差时，保守治疗的效果

非常有限，需要对患者进行支气管镜治疗，防止病情的恶化，可以通过应用床旁便携的电子支气管镜吸痰及支气管镜下支气管肺泡灌洗有效清除气道分泌物，减轻肺不张。

7. 支气管镜对术后引起的支气管残端瘘有什么用?

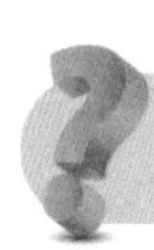

支气管残端瘘是肺叶切除术后常见的严重并发症之一，目前发生率仍有1%左右。肺叶切除术后可因多种原因导致支气管残端瘘。目前认为它主要与支气管残端长度、残端闭合技术以及影响残端愈合因素包括营养因素有关。支气管残端局部形成的包裹性积液或积血发生感染是目前引发支气管残端瘘的主要原因。支气管残端吻合裂开，形成支气管残端胸膜瘘，引起顽固性液气胸、脓胸和肺部感染，严重的导致呼吸功能衰竭，一旦发生将会威胁到患者的生存质量和生命。

支气管残端瘘不仅严重影响患者的身心健康，而且将延长病程，极大地增加医疗费用。外科对支气管残端瘘的处理多采用胸腔引流治疗，患者需长期携带引流管，严重影响生活、生存质量。部分患者可能需接受二次手术，或是应用支气管内支架封堵。患者由于肺叶切除后，肺功能情况差，耐受再次手术的可能性小，单纯用抗生素治疗效果差，在这种情况下，经支气管镜直视下治疗比如置入封堵器、喷洒医用生物胶及局部注射硬化剂等来封堵和促进瘘口的愈合，也是一种安全、有效的治疗手段。

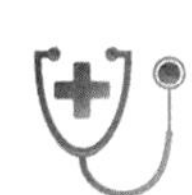

8. 心脏外科术后下呼吸道感染患者做支气管镜检查是否有意义？

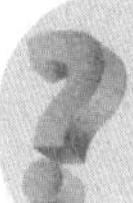

下呼吸道感染是心脏外科手术后常见的并发症，患者一旦发生下呼吸道感染，会增加心肺负荷，加重病情，影响预后。心脏外科手术患者大多合并有心功能不全，术前及术后有不同程度肺淤血情况，支气管黏膜充血水肿，局部免疫力下降，有利于细菌的繁殖，增加下呼吸道感染的风险。另外，术后呼吸浅、无效咳嗽、机械通气等也会造成患者术后下呼吸道感染的风险。支气管镜可在直视下对气管支气管进行检查及治疗，甚至对肺泡进行灌洗或利用支气管镜给药。支气管镜能达到较小的支气管分支，支气管镜下吸痰可有效清除呼吸道黏稠分泌物、黏液栓，吸痰效果更好。因此支气管镜吸痰用于心脏外科手术后下呼吸道感染，效果较好。

9. 支气管镜引导外科手术气管插管的注意事项有哪些？

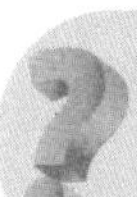

主要注意以下几点：①选择合适的支气管镜和气管套管。一般选择气管套管内径最少应大于支气管镜外径2毫米，以避免插管后退出支气管镜时困难以及通气道面积过小而致发绀，尤其对儿童患者，因气管套管内径受到限制，应选择管径较小的支气管镜。

②由于口腔颌面外科手术常涉及牙关系恢复问题，最好选用经鼻插管，避免经口插管导致牙关系恢复不良。③在舌咽肿瘤造成的困难插管中，应绕过肿瘤进行插管，避免穿破肿瘤而造成出血及肿瘤种植。④操作应该轻柔，避免粗暴造成组织器官损伤及损坏支气管镜。⑤其他如清醒插管表麻需充分、镜干及气管导管需涂抹石蜡油润滑等。

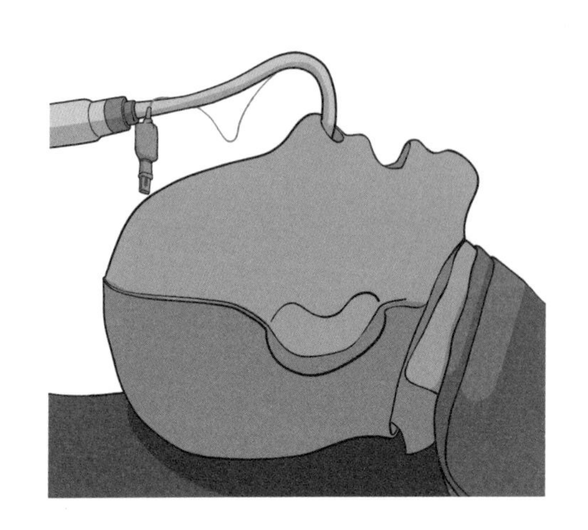

（程　宇）

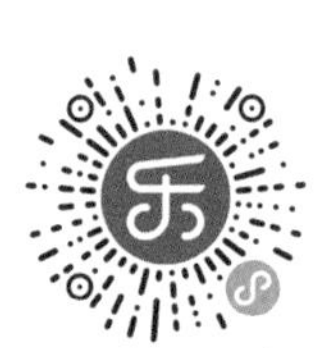

一探究“镜”——带您了解支气管镜与外科手术的关系

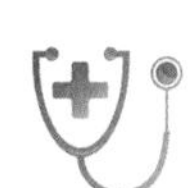

第十一章
关于内科胸腔镜你必须知道的事

1. 什么是内科胸腔镜？

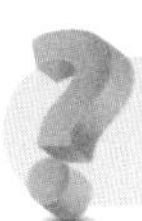

内科胸腔镜，也称为胸膜腔镜，带有摄像头及操纵孔的小导管能够伸入人体胸腔内，进行相关检查及治疗。内科胸腔镜最大优势在于微创，以最小的创伤范围取得满意的治疗及诊断效果，主要针对胸膜以内疑难疾病。与胃镜、肠镜、关节腔镜等原理相同，以上应用范围在于胃、肠、关节腔，胸腔镜主要针对胸腔，此外胃肠镜为软镜，但胸腔镜部分为软镜、部分为硬镜。

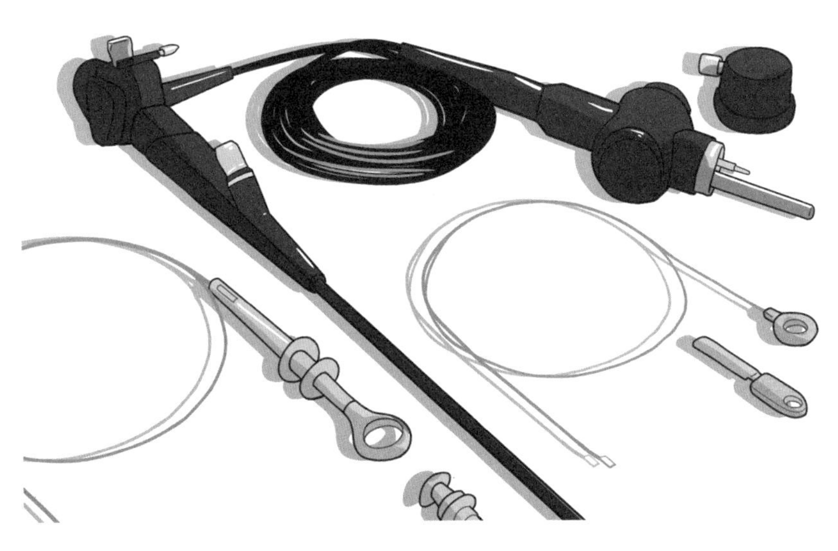

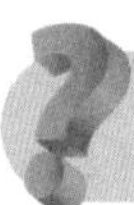

2. 内科胸腔镜有哪些适应证？

内科胸腔镜手术适用于多种疾病，包括肺部感染、肺癌、肺气肿、胸膜炎、胸腔积液等。它可以帮助医生确定病变的位置、大小和性质，并进行治疗或取样。此外，内科胸腔镜也可用于部分肺活检或肺结节活检以及肺大疱的治疗。

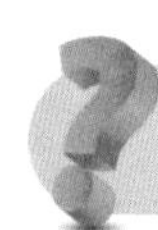

3. 哪些人不能做内科胸腔镜？

胸膜腔广泛粘连的患者、凝血功能异常、心肺功能不全、严重肺动脉高压或肺静脉充血以及不能耐受手术的患者不能做内科胸腔镜。临床医师会进行严格的术前评估来确定患者是否能做此检查。

4. 内科胸腔镜检查前需要做什么？

（1）完善术前相关检查：医生会根据患者的具体情况，安排相关的检查，如心电图、胸部CT、抽血等化验检查，以评估手术的风险和可行性，明确有无手术的禁忌，并且会就患者的情况跟家属做详细的沟通，告知相关注意事项及风险。

（2）饮食调整、戒烟与肺功能锻炼：建议饮食清淡，适当吃一

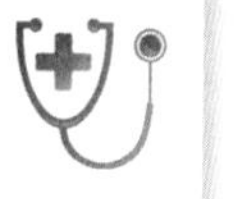

些容易消化的食物，如鸡蛋羹、大米粥等。如果患者有吸烟习惯，建议戒烟，同时进行肺功能锻炼，有利于改善呼吸功能。

5. 内科胸腔镜需要麻醉吗？

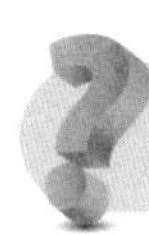

是的，内科胸腔镜手术时患者需要全身麻醉或局部麻醉。在手术前，医生会评估患者的身体状况和麻醉风险，来选择最适合的麻醉方式。

6. 内科胸腔镜手术需要住院吗？

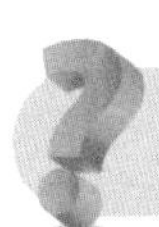

通常情况下，内科胸腔镜手术后患者需要住院观察一段时间，以确保手术后恢复良好，具体住院时间会根据手术的复杂程度和患者的身体状况而定。

7. 做内科胸腔镜之后要注意什么？

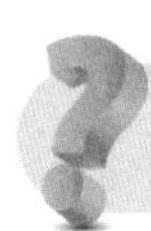

术后一般会放置一根引流管，患者需要避免牵拉引流管导致脱落，术后观察引流管排气及引流胸水的量，如果发现胸水变红、明显增多，应及时告知医生，如果术后疼痛可以止痛治疗。麻醉清醒后，患者需在医生指导下采取适当的体位，如 30°~45° 的半坐卧位，便于胸腔积液流出，改善呼吸与循环功能。同时，患者术后可以下床适当活动，但应避免过度劳累。除此以外，患者可根据医生要求和自身的状况，进行深呼吸和主动咳嗽的动作，这有助于排出气管深部的痰液及胸腔积液。

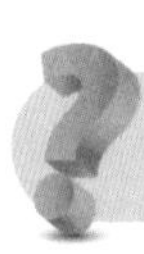

8. 内科胸腔镜手术有哪些风险?

内科胸腔镜手术的风险相对较低，但仍存在一些潜在的并发症，如出血、感染、气胸等。此外，由于手术需要使用麻醉药物，因此还可能出现麻醉相关的风险。在手术前，医生会详细解释手术的风险和可能的并发症，并采取相应的措施来降低风险。内科胸腔镜检查是一项较为安全的操作，虽然存在一些风险，但总体而言，发生率相对较低。在手术前，医生也会进行详细的评估和准备，以最大限度地减少风险的发生。当然，在手术后，患者需要遵循医生的指导和建议，积极配合治疗和康复，以促进身体的恢复。

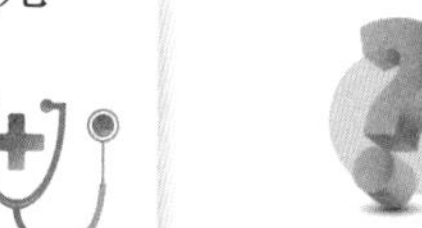

9. 内科胸腔镜需要开胸吗？创伤大不大?

内科胸腔镜是一种微创诊断和治疗技术，不需要开胸。这种手术是在胸壁上做一个切口，然后插入胸腔镜来进行，与传统的开胸手术相比，胸腔镜手术只需在患者胸部做几个1~2厘米的小孔，避免了传统开胸手术的大切口，减少了手术创伤和出血量，患者恢复时间也更快。此外，胸腔镜配备高清摄像系统，医生能够清晰地观察到胸腔内的情况，提高了诊断和治疗的准确性。

10. 做内科胸腔镜需要多少钱？

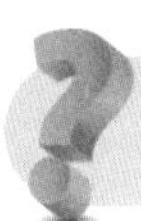

内科胸腔镜检查的费用因地区、医院等级、检查目的和具体操作过程等因素有所不同。局麻下行内科胸腔镜检查费用需要3000元左右。实际产生的费用也是会根据患者的具体情况、医院收费标准以及是否需要额外的治疗或药物而变化的。

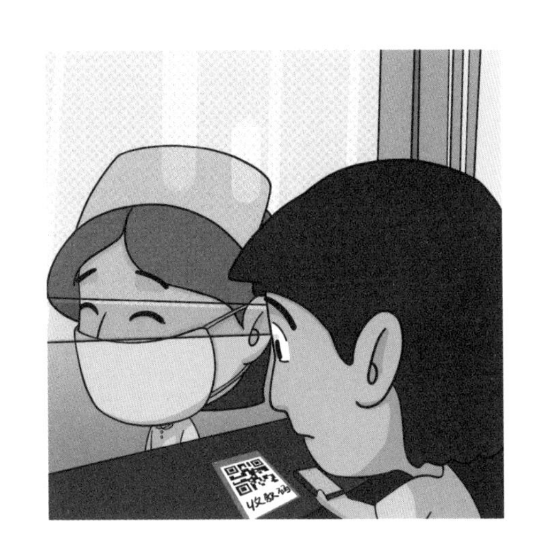

11. 内科胸腔镜手术后多久才能恢复？

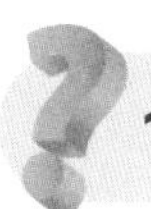

内科胸腔镜术后的恢复时间因人而异，主要取决于手术的具体内容、个人体质、年龄以及是否有并发症等因素。一般来说，相比于传统开胸手术，内科胸腔镜手术的恢复时间要短得多。大多数患者在术后当天或第二天就可以下床活动，可以在几天内逐渐恢复。体力劳动和剧烈运动则需要更长时间的恢复。一般建议前2~4周避免重体力劳动，具体时间需遵循医生的指导。对于某些需要更精细操作或体力要求较高的工作，可能需要更长的恢复期。

12. 内科胸腔镜技术成熟吗?

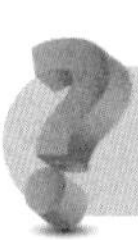

内科胸腔镜技术已经是一项成熟且在临床上广泛使用的诊疗技术。它具有操作简单、安全性高、费用相对较少等优点，并且随着电视摄像技术及电子内镜的进步，内科胸腔镜技术得到了进一步的推广和发展。内科胸腔镜不仅用于诊断，如不明原因胸腔积液的病因诊断、胸膜间皮瘤及肺癌的分期等，还可用于治疗，包括胸膜粘连松解术，急性脓胸的治疗，气胸、血胸及乳糜胸的治疗等。内科胸腔镜作为一项微创诊疗技术，对胸腔积液和气胸等胸膜疾病的诊断和治疗具有重要的临床应用价值，其准确率几乎达到100%。因此，患者对内科胸腔镜技术的成熟程度是不需要担心的。

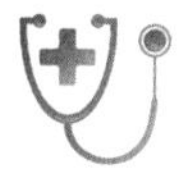

13. 内科胸腔镜手术的成功率有多高?

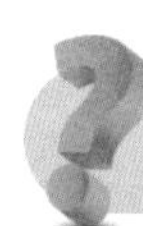

关于成功率，确切的数值可能因不同的研究、医疗机构、患者群体及手术目的（诊断性或治疗性）而有所差异。总体而言，内科胸腔镜手术在诊断方面的成功率可高达90%，在治疗方面的成功率也相当高，但具体数字需依据治疗的具体类型和病情复杂度而定。而且，手术的成功不仅取决于技术本身，还与患者的整体健康状况、手术团队的经验以及术后护理等因素紧密相关。因此，积极地与医生进行充分沟通，并且配合医生进行术后的护理和复查也是非常重要的。

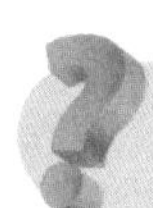

14. 内科胸腔镜结果一般多久能出来?

内科胸腔镜的检查结果出来的时间因医院情况、检查项目以及个人具体情况而异。如果需要进一步进行病理学检查，结果需要3~5个工作日才会出来。但是，如果检查结果有异常或者需要进一步分析，可能需要更长的时间，甚至可能需要一到两个星期。

（徐　凌）

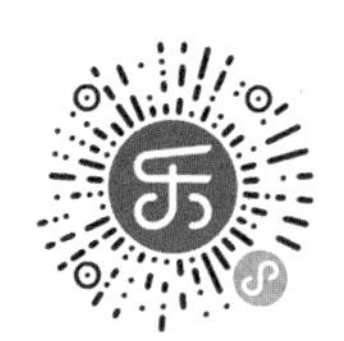

一探究“镜”——带您了解内科胸腔镜

第十二章
气道里的罕见病

1.“肺泡蛋白沉积症”是什么病?

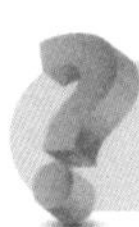

肺泡蛋白沉积症是一种比较罕见的肺部疾病，到目前为止其病因不明，患者常有活动后气促、咳嗽、咳少量白色黏液痰，因为无特征性的表现，和普通的支气管炎差不多，所以常常被误诊为哮喘、支气管炎、肺炎等。

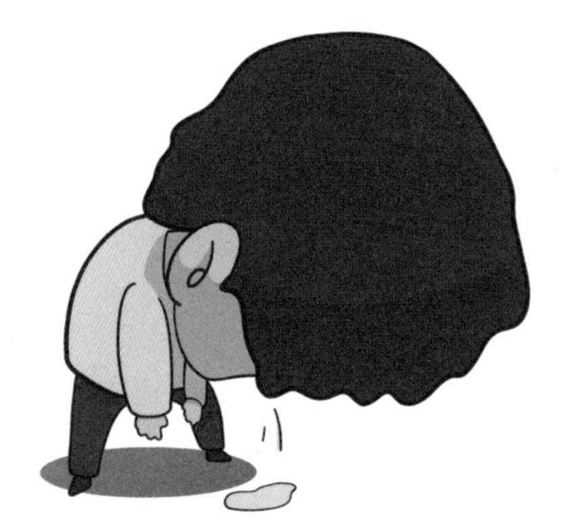

2.肺泡蛋白沉积症患者为什么会有活动后气喘?

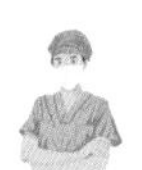

肺泡蛋白沉积症是一种以肺泡内大量沉积磷脂蛋白样的物质为特点的肺部弥漫性的疾病。由于我们人体的呼吸换气是通过肺泡和呼吸性细支气管，而当肺泡和呼吸性细支气管腔内被大量的这种磷脂蛋白等物质填塞，患者就会出现咳嗽和活动后胸闷、气喘。

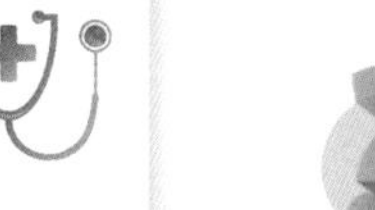

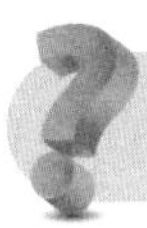

3. 为什么会患肺泡蛋白沉积症？

现在对生这种病的原因还不清楚。肺泡蛋白沉积症是一种病因不明的罕见疾病，它可能与我们的免疫功能障碍有关，也可能是对某些刺激物的非特异反应，这些刺激物质导致肺里一种叫作肺泡巨噬细胞的分解，产生了一些蛋白质，这些蛋白质用糖原（PAS）染色会出现阳性反应。

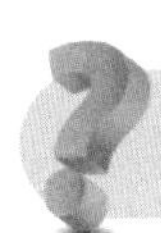

4. 如何判断患了肺泡蛋白沉积症？

当出现胸闷、气喘、咳嗽等情况时患者要及时到医院就诊，医生会通过胸部CT和支气管镜检查以获得“肺泡灌洗液”，并根据胸部CT提示对病变密集部位做活检，以便进行进一步的特殊染色和病理检查，有助于对患者的疾病做出正确的诊断。必要时要进行肺功能的检测，以了解患者肺部损害、肺功能情况。

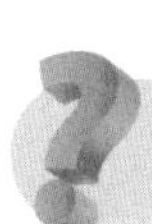

5. 肺泡蛋白沉积症患者做胸部CT能看到什么？

通过高分辨的胸部CT扫描，可以发现一些肺部特征性的影像学改变，如双肺弥漫性、对称性磨玻璃样阴影或斑片状、结节状的阴影，或有些影像科医师可能会给出肺部“铺路石”“地图样”改变的描述，这些影像资料可以帮助医生做出初步诊断，如果考虑为肺泡蛋白沉积症（PAP）则需要有针对性对患者进行进一步的检查。

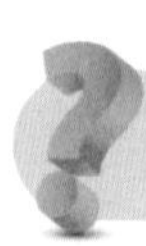

6. 必须做支气管镜检查吗？

对可能是肺泡蛋白沉积症的患者，医生会建议患者进行支气管镜检查，通过支气管镜检查，可以直接观察到气道内可能存在的大量的白色或淡黄色分泌物，这些分泌物可能会堵塞气道，导致呼吸困难，这时通过支气管镜检查给予吸除气道内的分泌物，可减轻患者的气道阻塞，改善通气。另一方面，通过支气管镜检查可以进行肺泡灌洗，收集的肺泡灌洗液呈现出像“牛奶”一样乳白色、混浊的外观，可以帮助诊断肺泡蛋白沉积症。在做支气管镜检查时医生还会根据胸部CT的提示，在病变密集的部位行经支气管肺活检为病理检查提供组织标本。

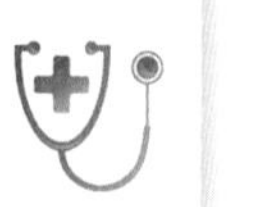

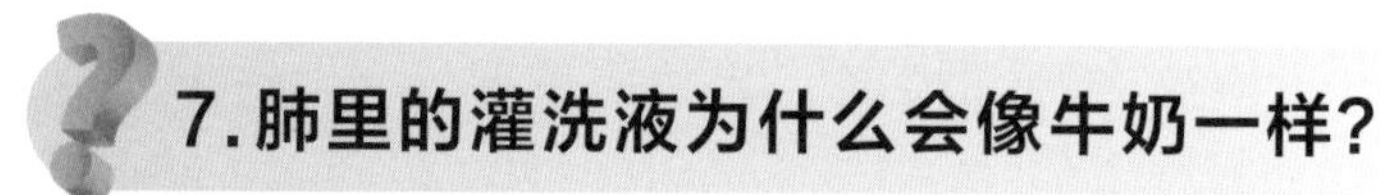

7. 肺里的灌洗液为什么会像牛奶一样？

肺泡蛋白沉积症的特征性病变是肺泡和细支气管内充满了富磷脂蛋白质物质，可通过经支气管肺泡灌洗回收灌洗液获得。由于回收的灌洗液中含有大量的富磷脂的蛋白质物质，所以液体浑浊并呈现出“牛奶”一样的状态。

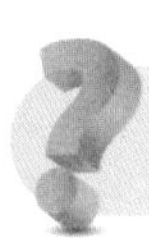

8.肺里灌洗出的“牛奶”与患者的呼吸困难有关吗？

密切相关。前面我们已经说过，肺泡蛋白沉积症的特征性病变就是肺泡和细支气管内充满了富磷脂蛋白质物质。因而，肺部活检组织标本病理检查可见肺组织大部分呈实变，大体标本可见胸膜下黄色或黄灰色结节，组织切面有淡黄色液体渗出。显微镜下检查可见肺泡及细支气管内有嗜酸糖蛋白染色强阳性物质充塞，这些物质是肺泡内液体中的其他蛋白质和免疫球蛋白的结合物，肺泡隔及周围结构基本完好。进一步电镜检查，可见肺里肺泡巨噬细胞大量增加，这些肺泡巨噬细胞吞噬了肺表面活性物质，呈现出胞质肿胀，空泡或泡沫样外观。由于肺泡和呼吸性细支气管内富含磷脂质的糖原（PAS）染色阳性蛋白物质的沉着和过度堆积，患者肺通气和换气功能受到严重影响，进而导致呼吸困难，严重时可窒息而亡。

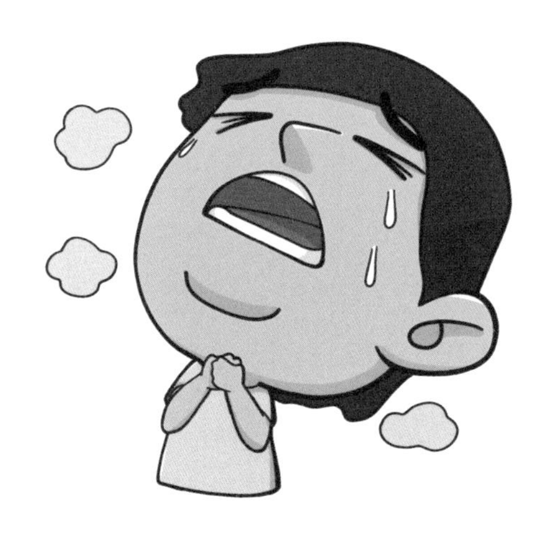

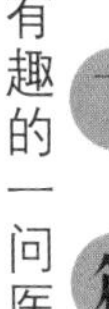

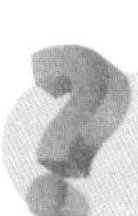

9.肺泡蛋白沉积症有什么治疗方法吗？

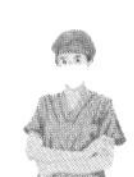

肺泡蛋白沉积症由于病因不明，目前缺乏有效的针对性治疗，

以对症治疗为主。此病确诊后，大约有20%的患者可以自行康复。但大多数患者需要治疗，通过对症治疗，有一部分患者是可以治愈的。肺泡蛋白沉积症是富含磷脂质的蛋白物质沉着和过度堆积在肺泡和细支气管内，因而可以通过全肺灌洗也就是俗称“洗肺”的方法，将积聚在肺泡和细支气管内的磷脂蛋白清除，达到治愈的目的。全肺泡灌洗可以显著改善肺泡蛋白沉积症患者的预后，其治疗效果取决于肺泡灌洗液的量。有60%左右的患者经过系统治疗后，病情可以得到改善，也有患者可以治愈。尽管如此，仍有少数患者需反复全肺泡灌洗，病情仍在继续发展，最终进展为肺间质纤维化。

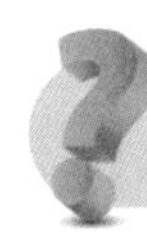

10. 严重呼吸困难的患者为什么不能“洗肺”?

已出现严重的呼吸困难，经检查肺功能已经严重损害的患者不能进行全肺灌洗“洗肺”治疗。这是因为在全肺灌洗时，一侧肺内很少或几乎没有可交换的气体，结果引起低氧血症甚至呼吸衰竭。虽然可选择体外循环或在高压氧舱进行全肺灌洗，但会极大地增加费用和并发症，操作也会受到很大的影响。另外，在全肺灌洗治疗结束时，肺内还会残留一些灌洗液，其液体可达1.0升，需要2~3天才能吸收干净，这也会影响患者的呼吸功能。肺功能有严重损害的患者是否能度过围手术期，特别是“洗肺”后的这一阶段能否安全度过，患者及实施治疗的操作医师都面临着极大的考验。

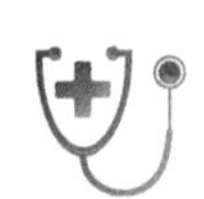

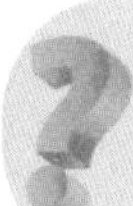

11.“洗肺”是唯一的方法吗？还有其他的治疗方法吗？

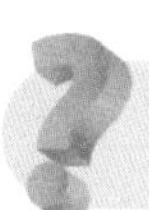

对于有明显呼吸功能障碍的肺泡蛋白沉积症患者，全肺泡灌洗是首选和有效的治疗方法。近些年来的研究表明，部分患者对粒细胞单核细胞集落刺激因子（GM-CSF）替代治疗的反应良好。GM-CSF在健康人血液中基本检测不到。GM-CSF是肺泡中的一个关键稳态因子，可以在低水平情况下，促进肺泡巨噬细胞的发育和长期维持。如果GM-CSF缺失，会导致肺部巨噬细胞功能缺陷，增加肺部感染概率，引起肺部疾病。这可能就是GM-CSF替代治疗对PAP有效的原因之一。

12.什么是气管支气管骨化病？

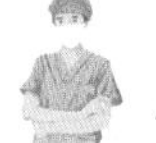

气管支气管骨化症（TO）是一种罕见的气道良性病变，以异常的气管、支气管黏膜下骨化和软骨化结节增生并突出管腔为特征，由于气管软骨环呈“C”形，气管的后壁无骨性成分，所以气道后壁不被病变累及。TO亦被称为气管支气管囊性纤维性骨软骨炎和骨形成性气管病。

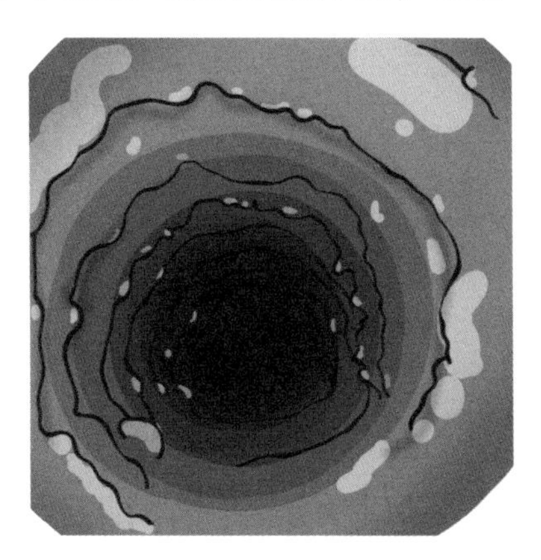

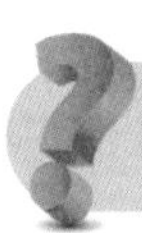

13. 气管支气管骨化症是怎么发生的?

和肺泡蛋白沉积症一样，引起TO的原因目前尚不清楚，TO结节的形成理论上认为可能包括如慢性气道炎症、气管软骨环外生性骨疣形成以及黏膜下层弹性纤维和结缔组织化生。也有学者通过病例报道提示TO与包括过敏性鼻炎在内的不同疾病有关。我们在临床工作中发现一部分患者存在活动性肺结核。

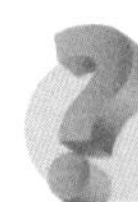

14. 如何诊断气管支气管骨化症?

TO是一种气管及支气管的慢性进展性的良性病变。那么，在支气管镜下可以看到这一疾病的典型表现：气管前壁和侧壁、支气管壁弥漫性的、大小不一、质地坚硬突向管腔的结节样增生。这些病变可导致气道狭窄。所以在支气管镜下我们也可看到因骨性凸起的结节融合为较大的结节块，可导致气管支气管不同程度的狭窄。

15. 气管支气管骨化症患者做胸部CT能看到什么?

影像学检查对TO的诊断是至关重要的，也是必不可少的。TO病变在胸部CT上可以看到非常典型的表现，即可见弥漫分布的、

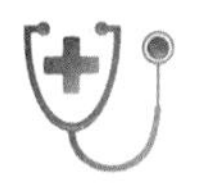

多发的结节样隆起突向气管、支气管管腔，导致管腔表面凹凸不平，可见局部管腔有程度不等的狭窄。

影像学检查的意义在于，在常规X线片检查不能显示气道内的结节，而胸部CT侧能很好地显示出钙化的软骨结节由气管黏膜向管腔内突起的、多发黏膜下伴有或不伴钙化的无蒂结节以及气管软骨环的变形为非外压性的，另外气管支气管黏膜下钙化结节不会出现在气管后壁为TO的特征性表现。

16. 为什么气管支气管骨化症患者要做支气管镜检查?

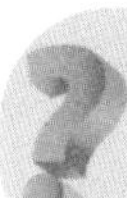

对于TO而言，支气管镜检查是十分重要的一项检查。原因是TO的病变可发生于喉、声门下区、气管、主支气管及右中间段支气管等。有学者报道一例TO患者的病变仅表现为单个结节，另有报道TO可仅发生在某一支支气管。在这种情况下支气管镜检查就显得尤为重要。我们通过支气管镜检查，不仅可以明确诊断，还可确定病变范围、严重程度。可以说支气管镜检查被认为是TO诊断的“金标准”。

17. 如何治疗气管支气管骨化症?

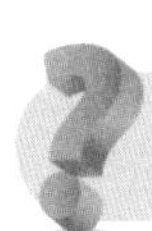

到目前为止TO的治疗尚没有特异性的方法，一般采取对症治疗。如没有严重的气道狭窄，多采取内科保守治疗，不需内镜

下介入治疗。对于有反复的肺部感染和肺不张时，可通过支气管镜检查行支气管肺泡灌洗，收集肺泡灌洗液做细菌培养，有助于确定导致反复呼吸道感染的病原菌，选用相关抗生素使用。

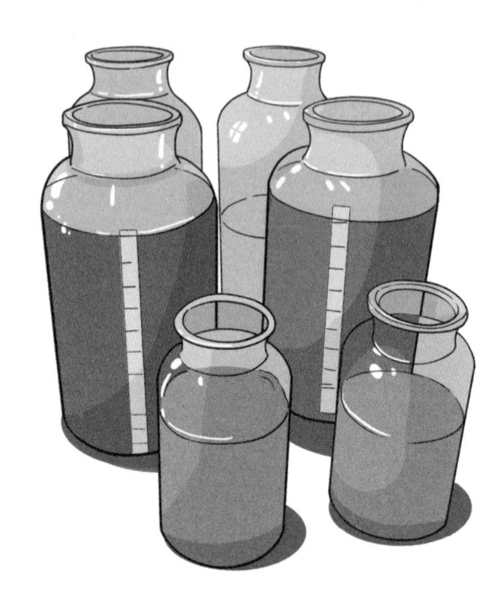

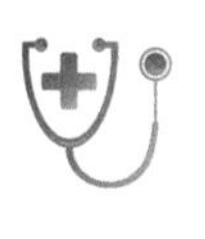

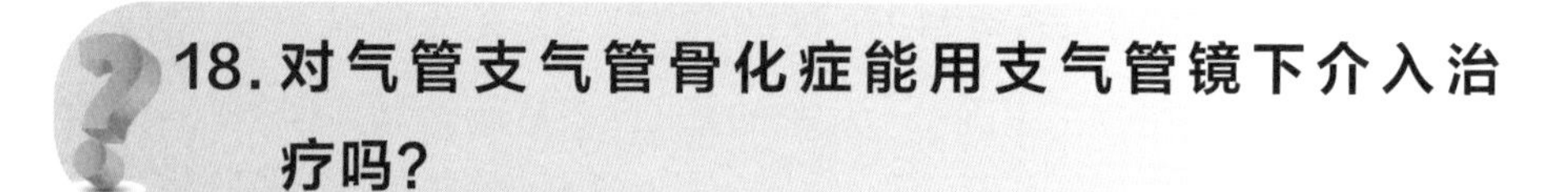

18. 对气管支气管骨化症能用支气管镜下介入治疗吗?

对于TO如果有因气道狭窄而导致的呼吸困难，是可以行支气管镜下介入治疗的。方法有：①支气管镜下清除病灶或在硬质支气管镜下做扩张手术。需要注意的是，硬质支气管镜难以清除骨性病变。②对于呼吸困难症状明显的TO患者，可使用支气管镜下掺钕钇铝石榴石激光（Nd:YAG），治疗去除支气管内钙化结节。有学者报道了应用硬质气管镜前端铲除了5例融合性病变TO患者的病灶中心，部分采用激光消融病灶。其中有1例患者经过6年的支气管镜下介入治疗，但仍出现了较为明显的气道狭窄，最终进行了气管支架的置入。激光消融作为一种姑息性的治疗方法，仅可去除TO患者凸向管腔内的结节。如因气管牵拉扭曲所致管壁凸向管腔内，则不能进行激光消融治疗，以避免消融所致气道壁穿孔。对于TO病情进展为严重的气道狭窄时，可在支气管镜下置入气管支架以缓解患者的呼吸困难，但气道支架仅局限于置入气管及左右主气管的大气道之内。

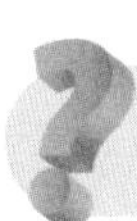

19. 气管支气管骨化症患者的预后如何?

大多数TO的预后良好。这通常取决于TO患者气道内结节性病变的位置、范围和结节的大小。有学者报道了约55%的TO患者随访至少1年后病情仍稳定，未见疾病恶化。但有17%的患者出现了较明显的疾病进展，主要表现为气道狭窄。最近有报道1例女性TO患者随访20年病情稳定。

（吕莉萍）

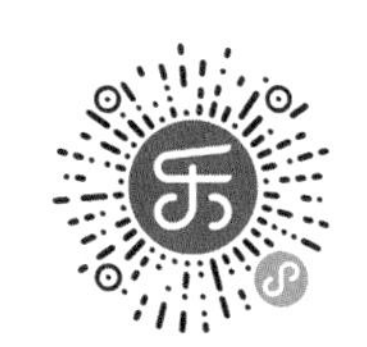

一探究“镜”——带您了解气道罕见疾病

第十三章
内镜护理知多少

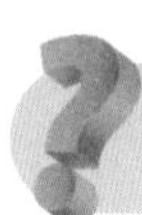

1.内镜中心除了医生，还有其他的工作人员吗?

内镜中心不仅有内镜医生，还有很多的护士和麻醉医师，另外还有专门负责内镜清洗消毒的工作人员，他们组成了一个团队，共同协作完成患者的诊疗。

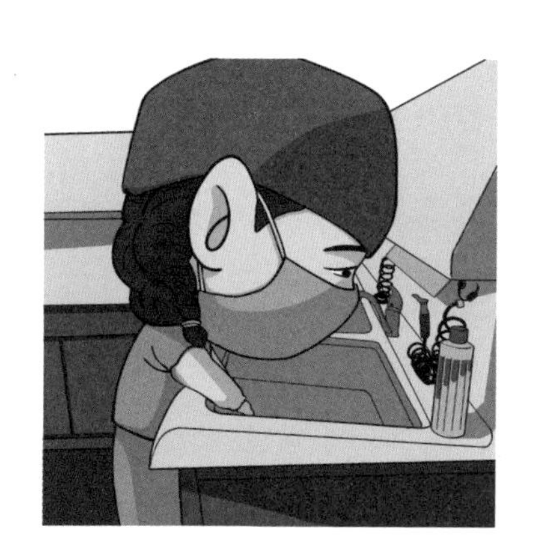

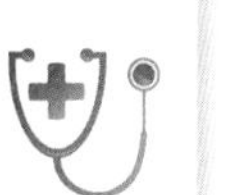

2.内镜中心的护士在支气管镜检查中发挥哪些作用?

内镜护士不同于临床护士，在平时的工作中她们也会给患者打针，但更重要的是扮演医生的“另一双眼和手”。内镜诊疗时，内镜护士通常会站在医生的对侧，用眼睛盯着屏幕，与医生一同寻找病变部位。在发现问题后，她们会第一时间拿起器械，熟练地配合医生完成取活检、息肉切除等操作。

她们也是内镜设备的守护者。内镜护士需要掌握基础的内镜维修以及保养知识，并且定期对内镜进行检查与维护，确保每条内镜都能在使用时完好无损。

她们还是感控卫士。一条内镜在进入患者身体之前，要经过严格的检测、清洗和消毒，这些都由护士负责监督和管理。同时，内镜护士也会每日检测消毒液浓度，定期对内镜进行采样送检生物学监测，以此来保证每条内镜的消毒质量。

她们更是健康知识的宣传员。面对不同患者，从预约到诊疗结束，内镜护士的健康教育指导贯穿始终。她们关注每一个细节，保证患者能够顺利完成诊疗。

3. 内镜门诊都是白天开放，晚上突然不舒服了可以来做检查吗？

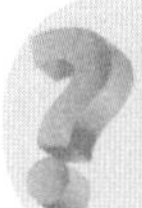

一般情况下内镜中心是不设置夜间门诊的，但会安排夜间急诊的值班人员，如果遇到急诊止血、异物取出、气道狭窄等紧急情况，内镜医生和护士会保证随叫随到，不论刮风下雨还是严寒酷暑，我们都会以最快的速度奔赴“战场”，帮助患者解决病痛。

4. 支气管镜检查用的器材是一次性的吗？

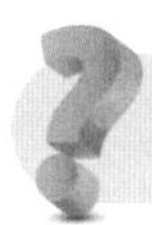

支气管镜设备结构精密复杂，价格昂贵，一套支气管镜主机加上电镜的价格基本在百万元以上，所以目前还无法做到支气管镜

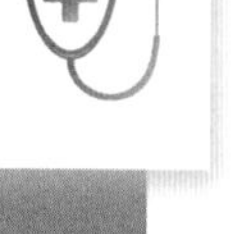

一次性使用。但是每根内镜我们都会经过严格的清洗消毒才可以用于患者的诊疗。我们遵循《中华人民共和国卫生行业标准WS 507-2016版软式内镜清洗消毒技术规范》进行标准处理，不放过每一个关键步骤，内镜清洗消毒也是我们内镜护理工作安全的重中之重。除此之外检查中用到的其他物品，比如检查包、活检钳、细胞刷这些耗材都是一次性的。

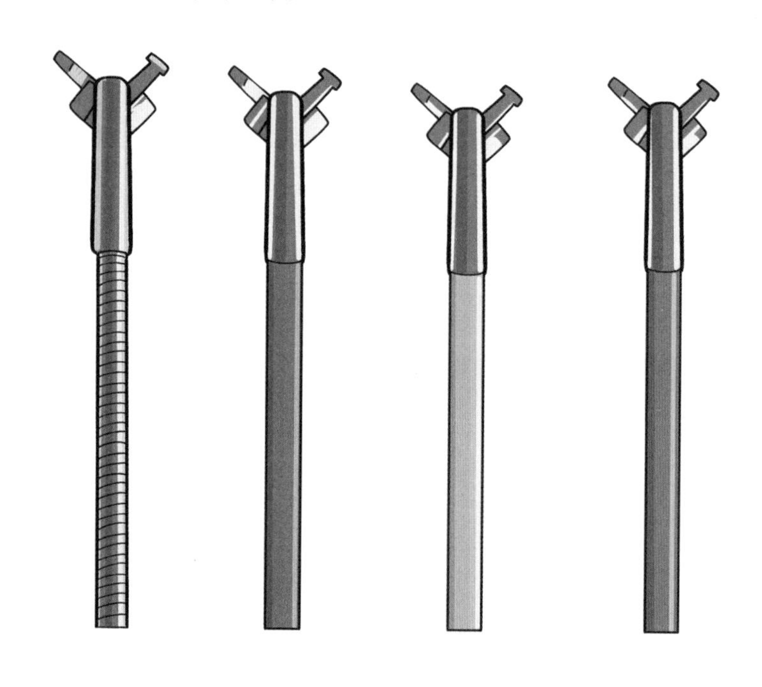

5. 如何保证内镜清洗消毒的质量？消毒的流程是如何进行的？

首先上一位患者检查结束后我们要立即进行床边预处理，也就是将内镜孔道和外皮的污染物及时处理干净。然后用专门的转运车送去内镜洗消室，工作人员开始对内镜测漏，目的是检查一下内镜有没有破损，然后依次进行清洗、酶洗、漂洗、消毒灭菌、末洗、干燥，每一个步骤都由电脑监控并记录时间和洗消结果，保证完全达到标准后才能给下一位患者使用。

6.什么是预处理？具体做法是怎样的呢？

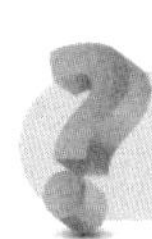

预处理就是用含有酶液或者清洗液的一次性湿巾或湿纱布擦去内镜表面的血液或体液，然后通过管道反复向内镜送气送水30秒以达到冲刷的效果，我们还要将内镜的最前端放置在一个装有清洁液的容器中，按下吸引按钮，抽吸清洗液直至流入吸引管的液体变得完全清澈，然后再盖好支气管镜的防水盖，这样的过程就叫作预处理。

7.为何内镜中心患者依次检查，看不到内镜消毒呢？

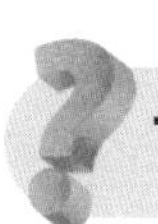

为了保证工作效率，我们内镜中心会配置很多条镜子，就像一台电脑可以接很多个显示器一样，一台内镜主机也可以接很多种型号的镜子。所有的镜子，都是一人一镜一清洗消毒。清洗消毒在专门的内镜洗消室进行，诊疗室里患者在做检查的同时，洗消室的工作人员就在另一边紧锣密鼓地洗镜子，这个过程一般人是看不到的，而清洗好的镜子会放在专门的无菌车或内镜柜里备用。

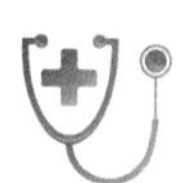

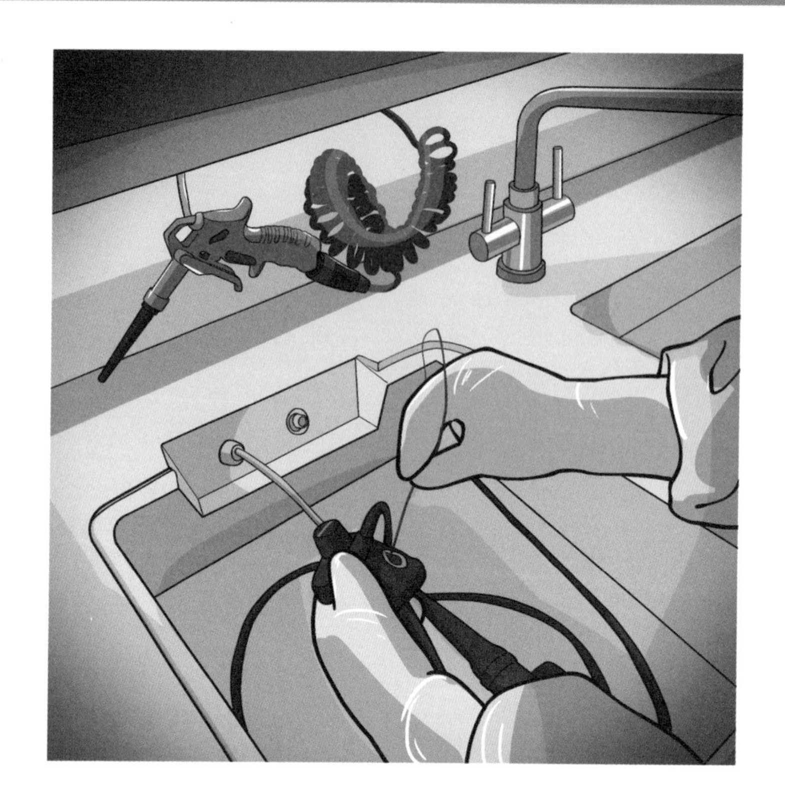

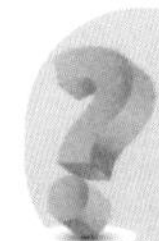

8. 做支气管镜会不会被感染艾滋、乙肝之类的传染病？

不会的，目前我们对于内镜的检查和清洗消毒都采取标准预防的原则，也就是将所有患者的血液、体液、分泌物都视作具有传染性。所有患者使用过的内镜以及附件我们都会经过处理达到灭菌的水平，而像操作中涉及的床垫、垫枕、眼罩之类的物品也都是采用一次性产品。所以大家完全可以放心。

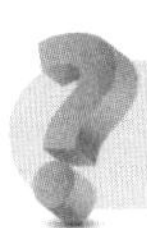

9. 做了肺部CT还有必要再做支气管镜检查吗？

支气管镜是一种柔软的、可弯曲的、有导光性的精密仪器。它可以直接深入到人体的气管中，发现一些胸部CT不能发现的腔内病变。并且医生可以在肉眼直视下观察患者的气管内有没有肿瘤、结核等一些病变，还能运用活检钳、异物钳等工具帮助患者夹取病理标本、清除气管异物。如果患者有支气管镜检查的指证，那么CT是不能代替支气管镜操作的。

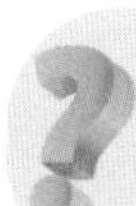

10. 内镜中心既有支气管镜，还有胃镜，可以同时把胃镜和支气管镜都做完吗？

如果患者有需要的话，支气管镜和胃镜是可以同时完成的，像这样两种检查一起做的情况，一般是先完成胃镜，接着再做支气管镜。其实这种方式也减少了患者的来回奔波，给他们提供了便利、也节约了时间。

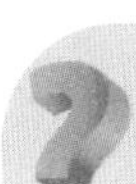

11. 做支气管镜和胃镜用的是同一个镜子吗？有没有分开消毒？

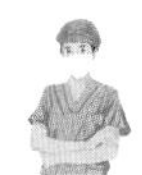

胃镜是胃镜，支气管镜是支气管镜，它们从大小、结构和使

用方法上就有着很大的不同。胃镜相比支气管镜而言长度更长、直径更粗，而且为了观察得更清楚，胃镜有充气送水的功能，而气管里因为有软骨环支撑所以支气管镜不需要充气送水的功能。在清洗消毒室里我们有支气管镜、胃镜两套不同的洗消设备，按照规定消化道内镜和呼吸系统的内镜是不能够在一起消毒的，我们是严格按照规范来执行的。

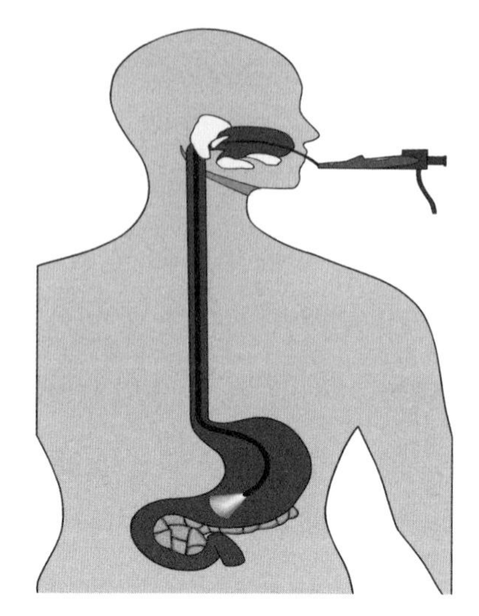

12. 做支气管镜需要家属陪同吗？

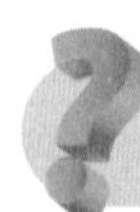

支气管镜检查是需要家属陪同的，主要是因为患者检查前要禁食禁水、检查中要使用麻醉药品，这些都可能导致头晕、乏力等现象，很容易发生跌倒摔伤，为了安全起见需要一名家属的陪同。而且有一些患者是在全麻下进行支气管镜检查和治疗的，那么在术中如果医生需要就治疗方案或者耗材的使用进行谈话沟通，这个时候就需要与家属进行沟通了。因此患者做和呼吸内镜有关的诊疗时，一定要有家人陪同。健康和安全是最重要的，祝愿大家都拥有健康的身体！

（吕笑梅）

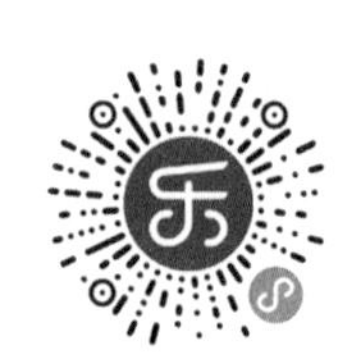

一探究"镜"——带您了解内镜护理知识